多囊卵巢综合征中西医诊治及综合管理

主编　冯亚宏　张晓静

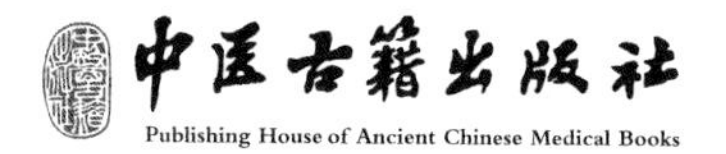

图书在版编目（CIP）数据

多囊卵巢综合征中西医诊治及综合管理 / 冯亚宏，张晓静主编 .—
北京：中医古籍出版社，2024.1（2024.8 重印）
ISBN 978-7-5152-2476-3

Ⅰ.①多… Ⅱ.①冯… ②张… Ⅲ.①卵巢疾病—综合征—中西医结合疗法 Ⅳ.① R711.75

中国版本图书馆 CIP 数据核字（2022）第 051511 号

多囊卵巢综合征中西医诊治及综合管理

冯亚宏 张晓静 主编

责任编辑 张 磊 于 佳
封面设计 宝蕾元
出版发行 中医古籍出版社
社 址 北京市东城区东直门内南小街 16 号（100700）
电 话 010-64089446（总编室） 010-64002949（发行部）
网 址 www. zhongyiguji. com. cn
印 刷 北京市泰锐印刷有限责任公司
开 本 880mm × 1230mm 1/32
印 张 8.375 彩插 0.5
字 数 180 千字
版 次 2024 年 1 月第 1 版 2024 年 8 月第 2 次印刷
书 号 ISBN 978-7-5152-2476-3
定 价 48.00 元

编委会

主　审　王淑斌

主　编　冯亚宏　张晓静

副主编　杜小利　李晓荣

编　委　冯亚宏　张晓静　杜小利　李晓荣

季德江　杜翠忠　代　波　高迎春

马晓玲　毛建玲　张艳春　赵文杰

付钰莹　王峻榕

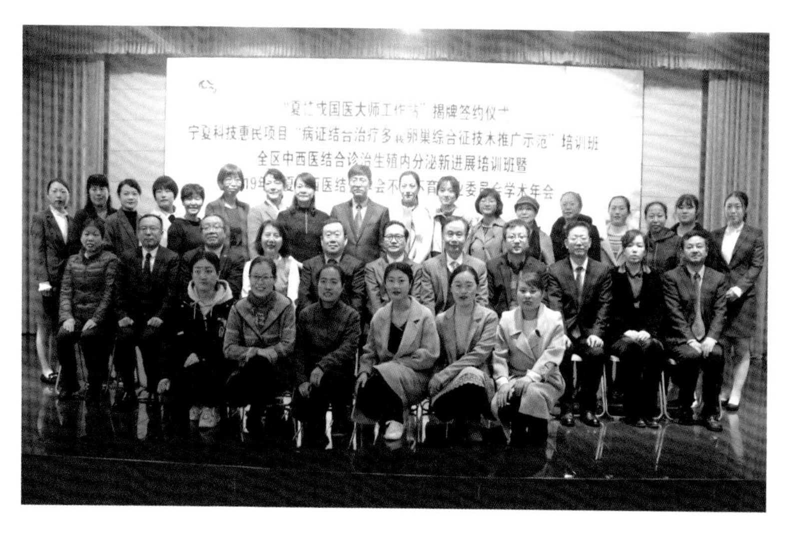

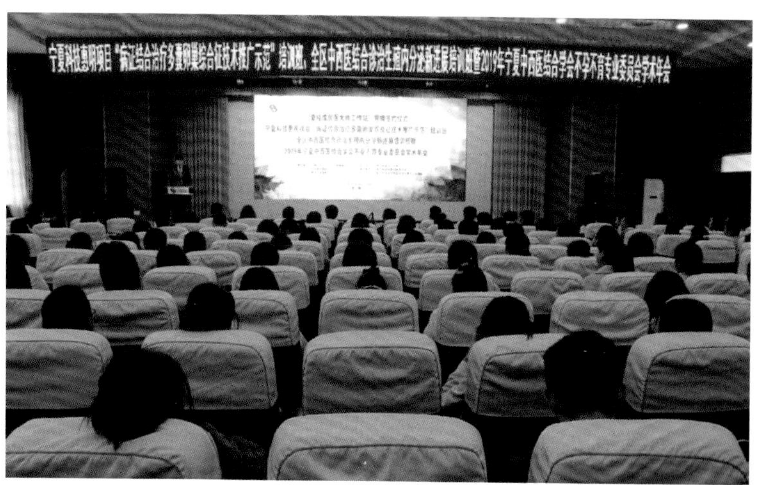

2019 年 10 月在银川市举办“病证结合治疗多囊卵巢综合征技术推广示范”培训班

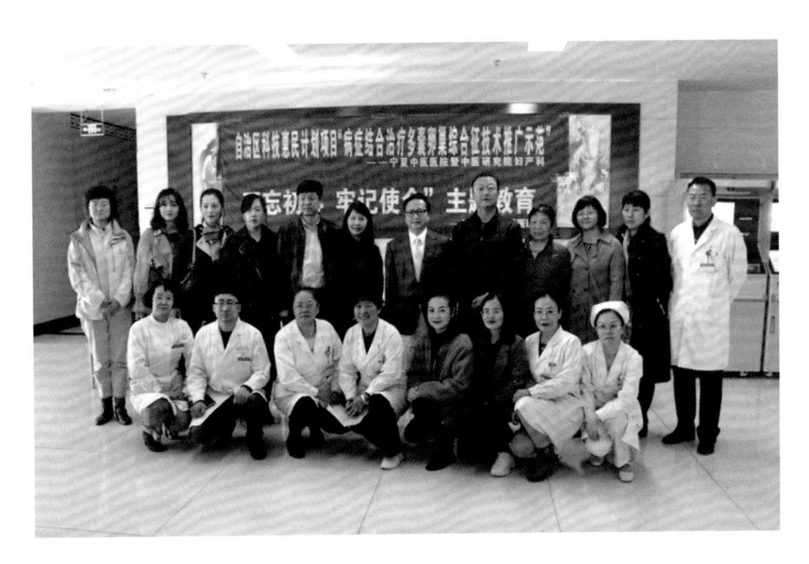

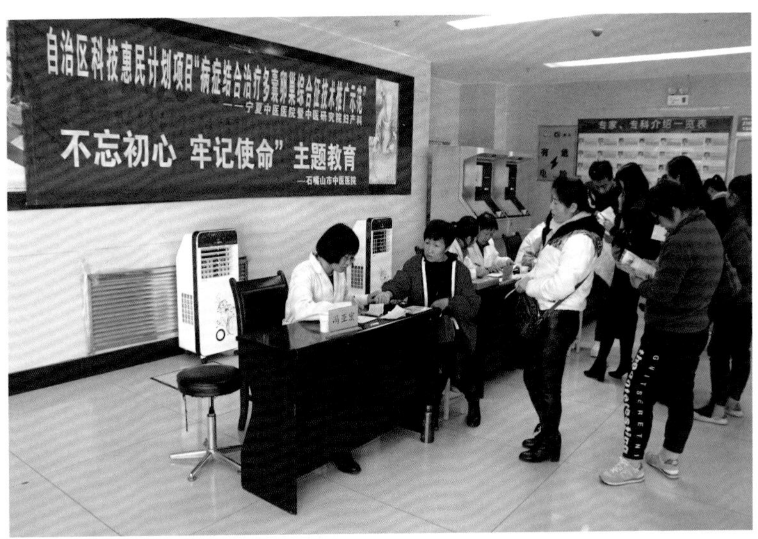

2019 年 10 月宁夏中医医院暨中医研究院联合黑龙江省医院院长、黑龙江中医药大学附属第一医院吴效科专家团队，赴石嘴山市中医医院开展宁夏科技惠民项目“病症结合治疗多囊卵巢综合征技术推广示范”活动

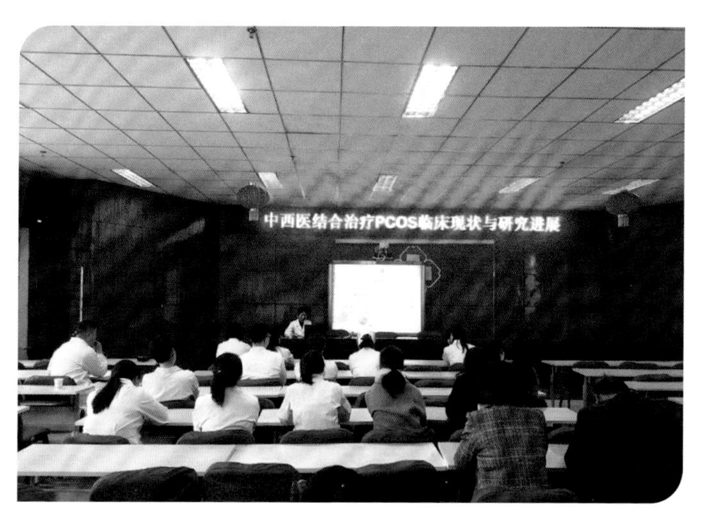

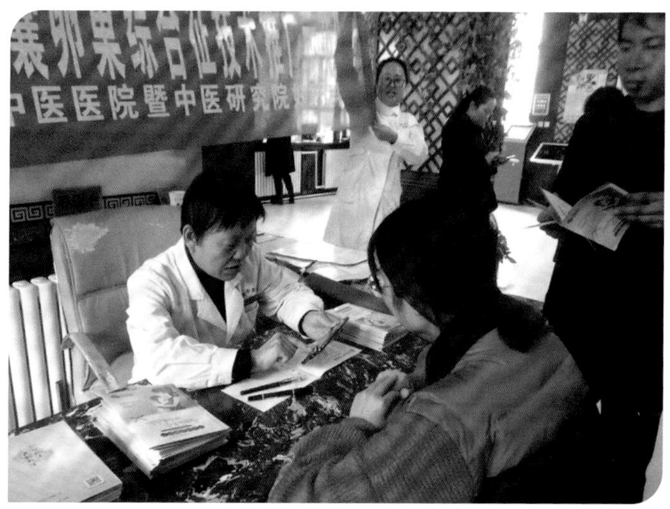

2019 年 11 月由宁夏中医医院暨中医研究院主办，盐池县卫生局、盐池县中医院协办，开展宁夏科技惠民项目“病症结合治疗多囊卵巢综合征技术推广示范”学术讲座及义诊、宣传活动

专家简介
宁夏科技惠民项目《病症结合治疗多囊卵巢综合征技术推广示范》
青春期多囊卵巢综合征的识别及管理宣讲
冯亚宏
中医学硕士，主任医师，宁夏回族自治区第一批优秀中医临床人才，自治区青年拔尖人才，现任宁夏中西医结合学会不孕不育专业委员会主任委员，宁夏医学会中医妇科专业委员会委员，宁夏师医协会妇产科分会委员，擅长运用中西医结合的方法治疗妇科不孕症、功能失调性子宫出血、月经不调、多囊卵巢综合征、痛经、妇科炎症、肿瘤、围绝经期综合征等，曾先后主持及参予省部级课题多项，负责国家中医药管理局《中医妇科常见病临床诊疗指南·缺乳》病种的修订工作，并参与修订多项；现主持宁夏科技厅科技惠民项目一项，自然科学基金项目一项，累计发表论文十余篇，主编及出版专著两部。

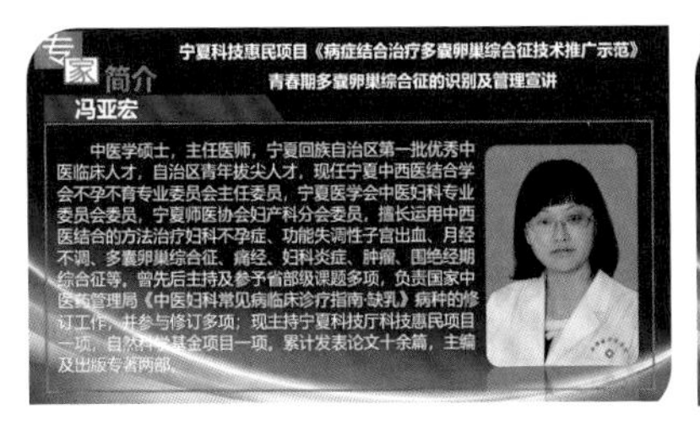

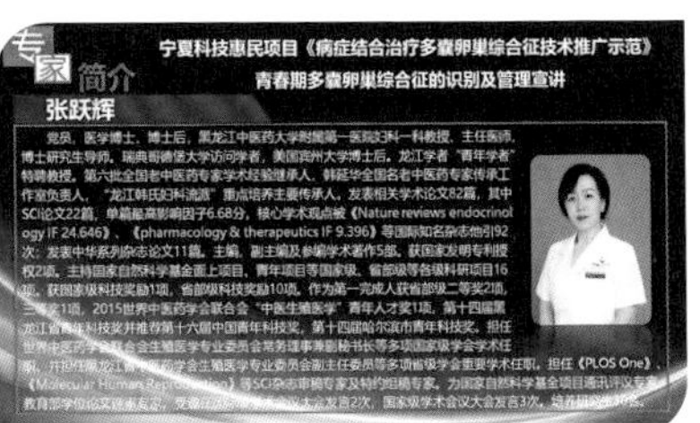

2020 年 7 月由宁夏中医医院暨中医研究院主办，黑龙江中医药大学附属第一医院协办，开展青春期多囊卵巢综合征的识别与管理线上宣讲活动，在线参与人员 1000 余人次

“宁夏区域中医（妇科）诊疗中心专科联盟”成立大会暨
宁夏科技惠民项目“病证结合治疗多囊卵巢综合征技术推广示范”
全区中西医结合诊治生殖内分泌新进展培训班

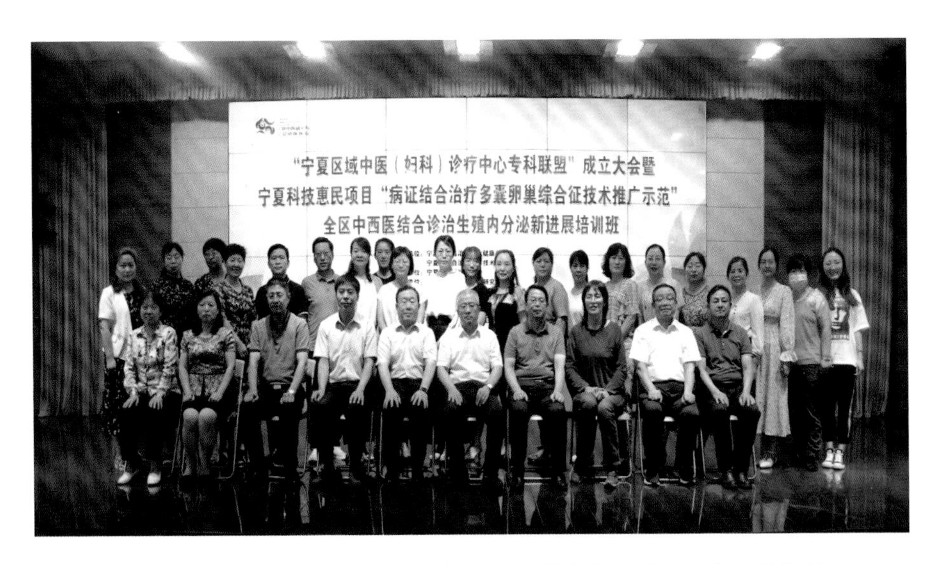

2020 年 8 月举办“病证结合治疗多囊卵巢综合征技术推广示范”培训班，线上线下同时播出，现场参会医护人员 300 余人

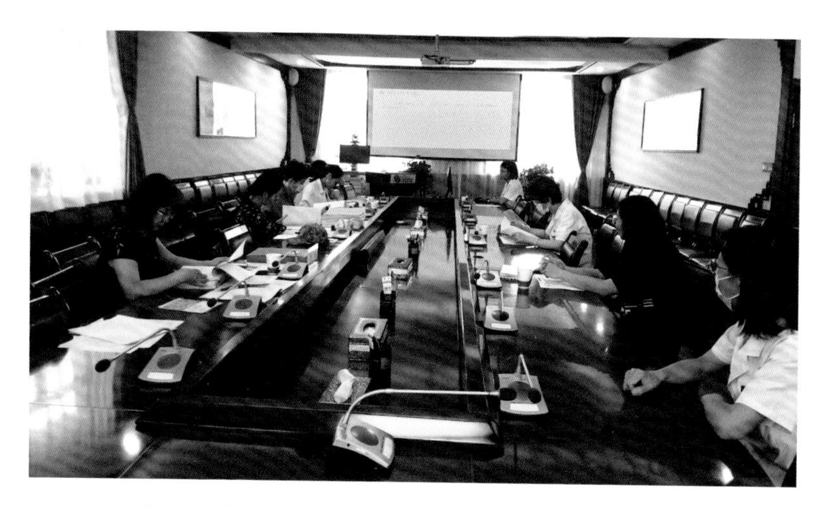

2020 年 8 月宁夏科技惠民项目“病证结合治疗多囊卵巢综合征技术推广示范”中期考核

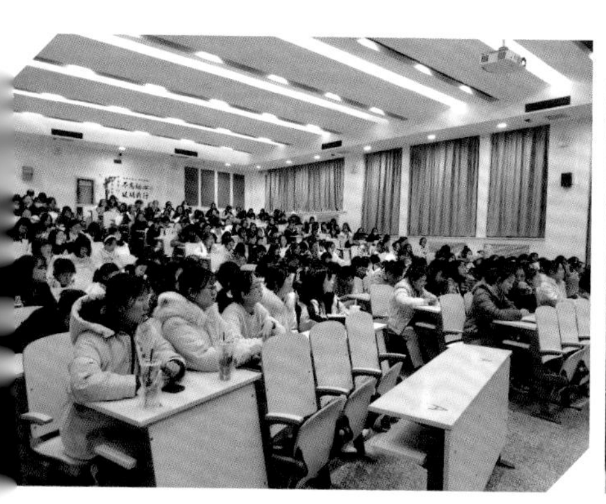

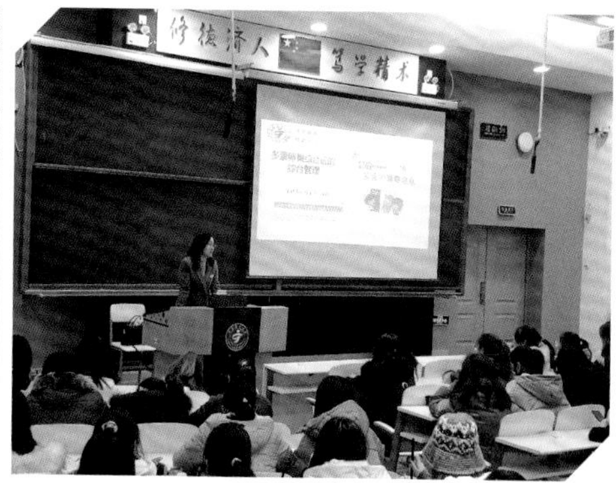

2020 年 11 月课题组团队前往宁夏医科大学进行多囊卵巢综合征科普知识宣讲

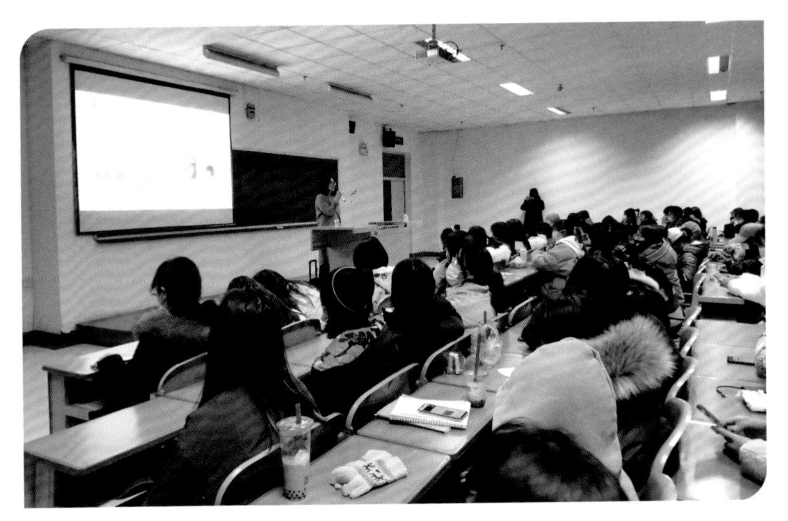

2020 年 12 月课题组团队前往宁夏大学进行多囊卵巢综合征科普知识宣讲

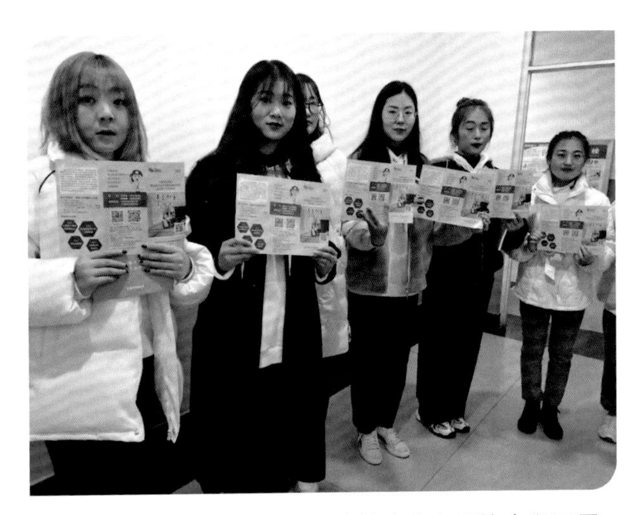

2020 年 12 月课题组团队前往北方民族大学开展多囊卵巢综合征调查问卷填写

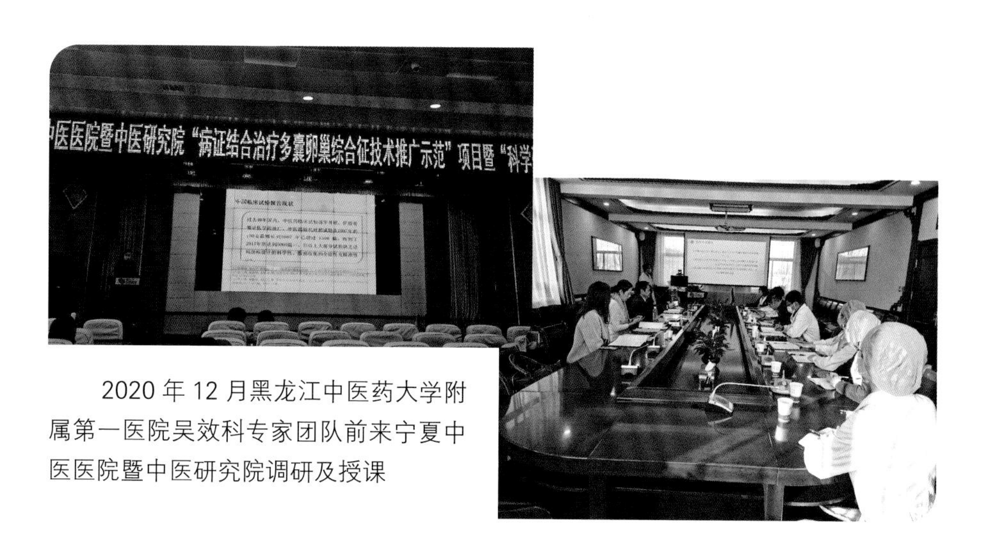

2020 年 12 月黑龙江中医药大学附属第一医院吴效科专家团队前来宁夏中医医院暨中医研究院调研及授课

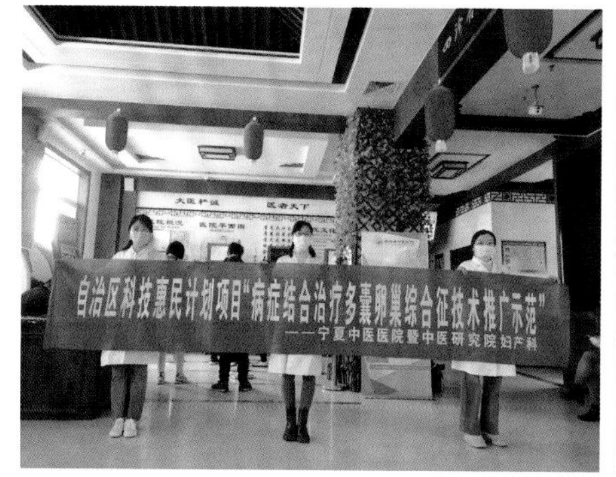

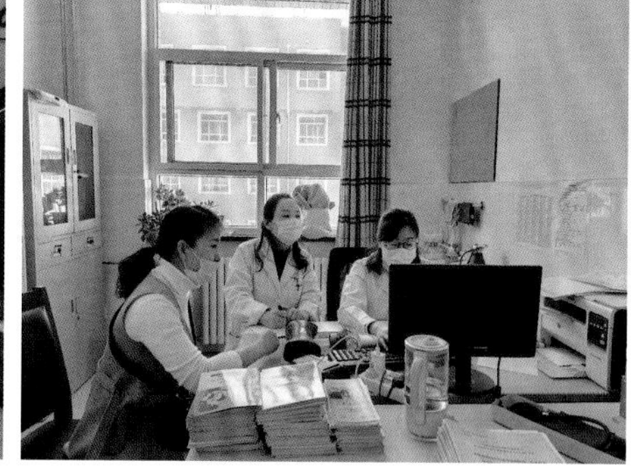

2021 年 3 月课题组成员赴盐池县中医院开展宁夏科技惠民项目“病症结合治疗多囊卵巢综合征技术推广示范”义诊、宣传活动

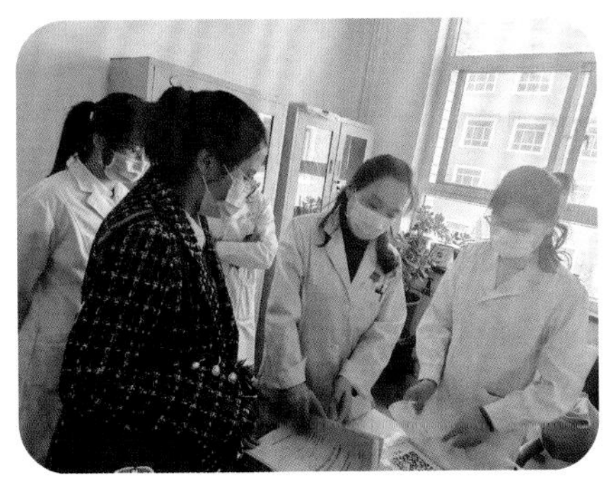

2021 年 3 月课题组成员赴盐池县中医院开展宁夏科技惠民项目“病证结合治疗多囊卵巢综合征技术推广示范”宣传及课题督导

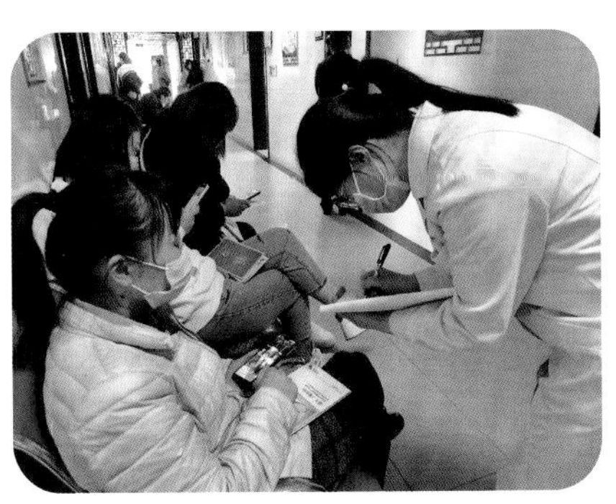

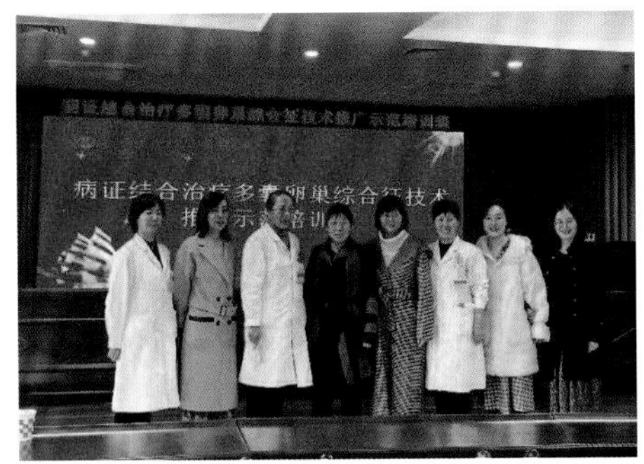

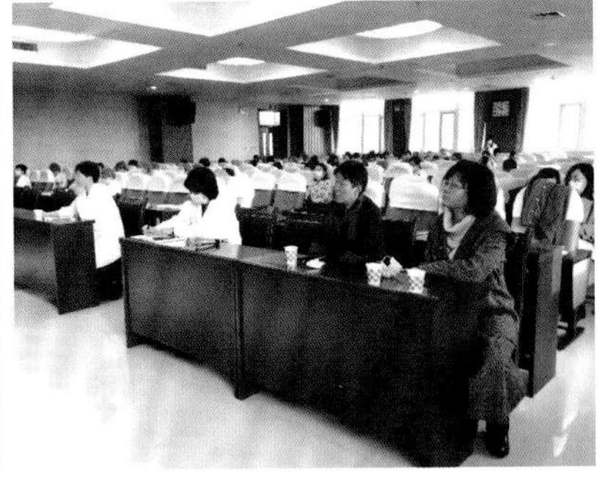

2021 年 4 月课题组成员赴石嘴山市中医医院开展宁夏科技惠民项目“病证结合治疗多囊卵巢综合征技术推广示范”学术讲座

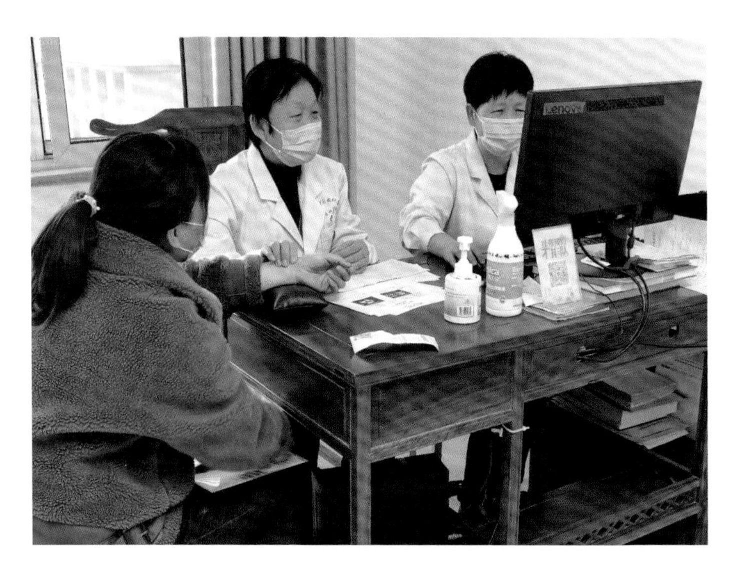

2021 年 4 月课题组成员赴石嘴山市中医医院开展宁夏科技惠民项目“病证结合治疗多囊卵巢综合征技术推广示范”义诊活动

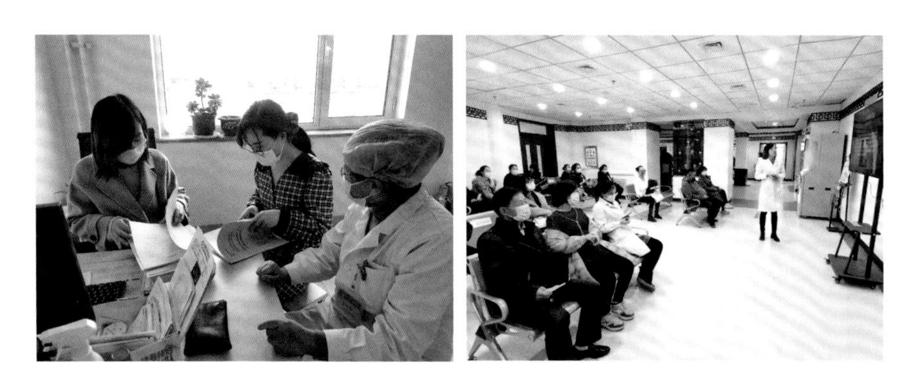

2021 年 4 月课题组成员赴石嘴山市中医医院开展宁夏科技惠民项目“病证结合治疗多囊卵巢综合征技术推广示范”宣教课堂及课题督查活动

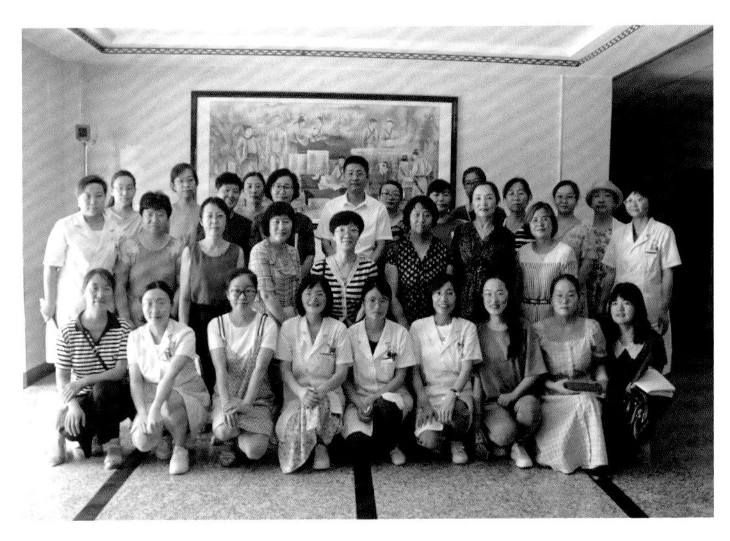

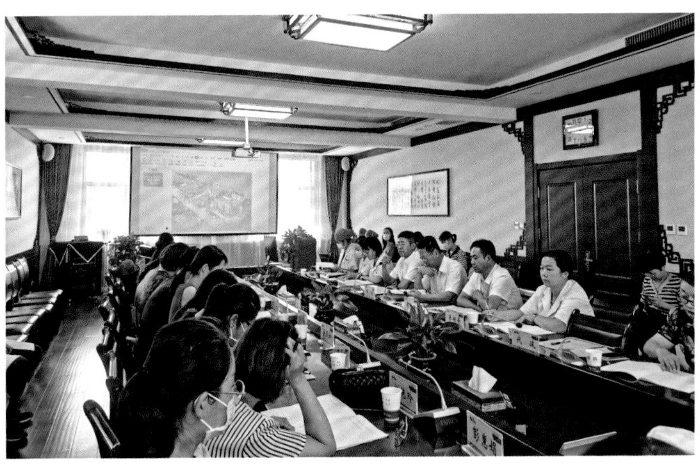

2021 年宁夏区域中医（妇科）诊疗中心专科联盟理事会成立会议

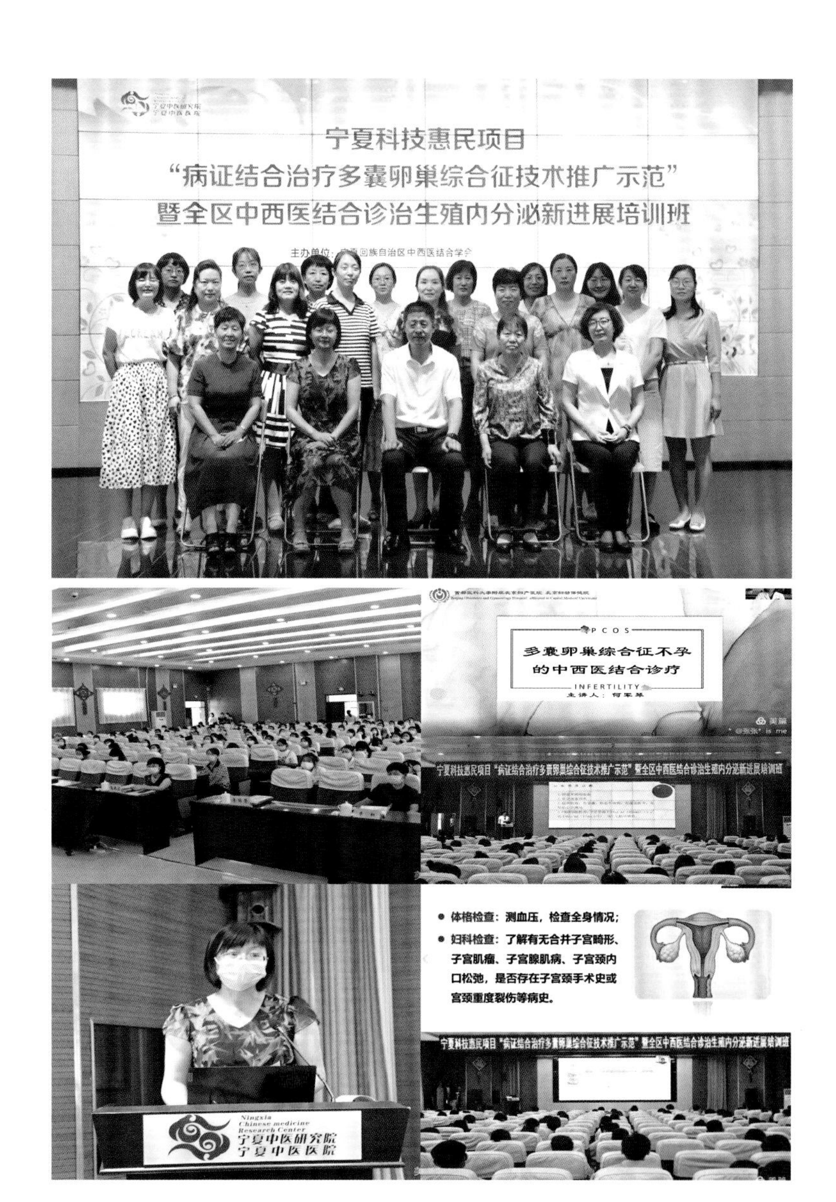

2021 年 7 月宁夏科技惠民项目“病证结合治疗多囊卵巢综合征技术推广示范”培训班

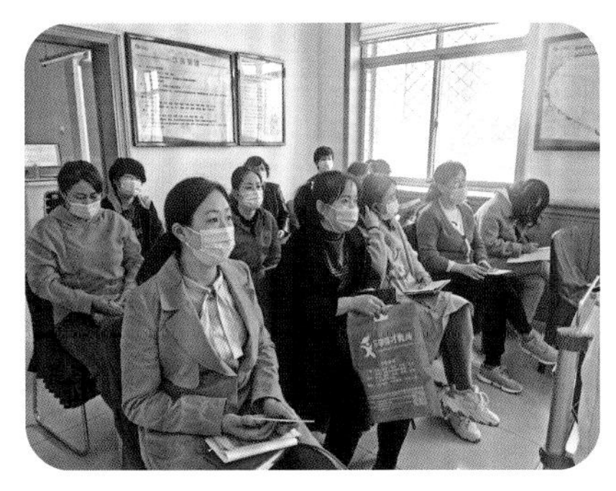

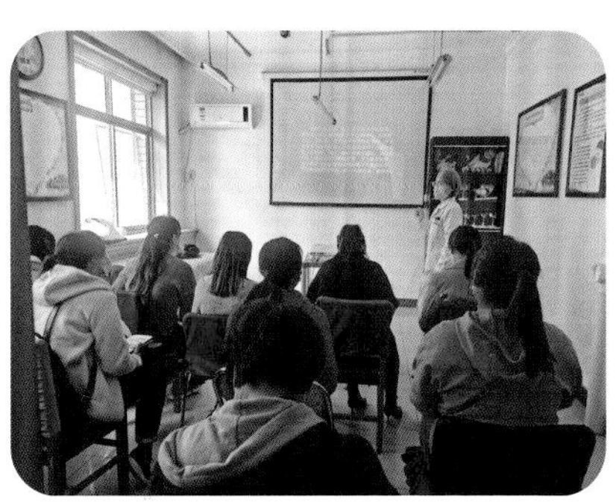

多囊卵巢综合征课堂宣讲

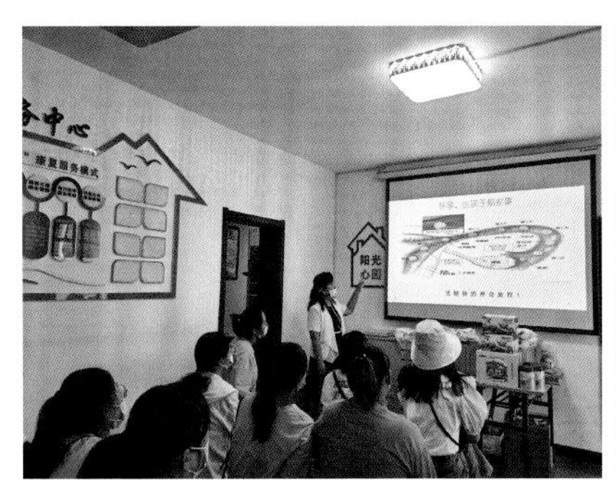

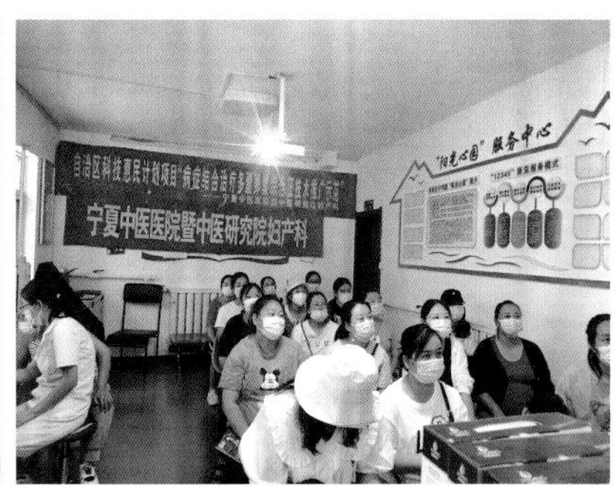

2021 年 8 月课题组成员赴宁华园社区进行宁夏科技惠民项目“病症结合治疗多囊卵巢综合征技术推广示范”宣讲活动

目录

第一章　多囊卵巢综合征概述

一、多囊卵巢综合征的定义及发病情况

1935年，Irving Stein & Michael Leventhal 首次报道了7个“闭经、肥胖、多毛或痤疮伴有双侧卵巢多囊性”表现的病例，并命名为 Stein–Leventhal 综合征，楔形切除后，2例怀孕并且保持正常月经。但从第一次多囊卵巢被描述，其实已近300年，这种卵巢特殊的解剖结构改变，始终都与月经不规则、不孕、肥胖、高雄激素联系，而手术竟是唯一的治疗方式。直到1990年雄激素过多协会（AES）正式将其命名为“多囊卵巢综合征”（polycystic ovary syndrome，PCOS），这种疾病才真正开始走进了医学科学的视野，成为生殖内分泌乃至大内分泌领域的研究热点。

多囊卵巢综合征是青春期及育龄期妇女最常见的一种内分泌紊乱性疾病。临床以生殖功能障碍和糖脂代谢异常并存为特征，主要表现为闭经、不孕、多毛、肥胖、卵巢多囊改变、高雄激素血症、LH（促黄体生成素）/FSH（促卵泡激素）比值升高、胰

岛素抵抗等。其发病率占育龄期妇女的5%~10%，是导致女性不孕的主要原因之一，亦是引发2型糖尿病、心血管疾病、子宫内膜癌等多种疾病的危险因素。

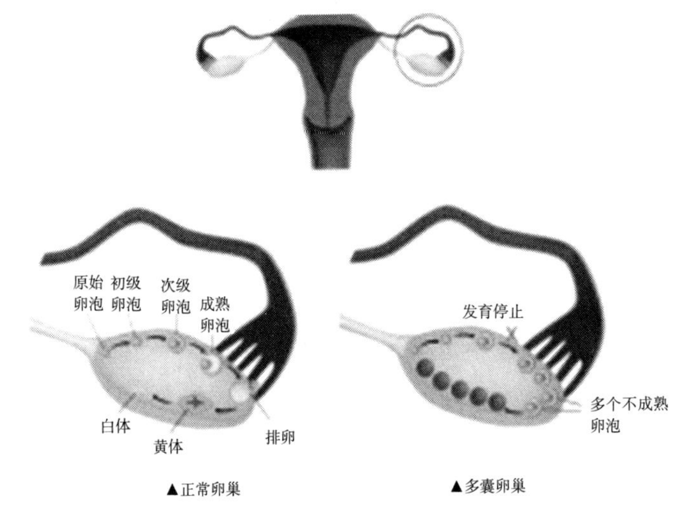

图1–1　多囊卵巢综合征

有关调查发现[1]：PCOS患者代谢综合征（metabolic syndrome，MS）的发病率为22.55%，且发病率随着年龄增大呈上升趋势；PCOS患者中最常见的MS组分的异常为低高密度脂蛋白血症及中心性肥胖。国外调查研究显示[2]：根据鹿特丹标准，在2016年对欧洲、澳大利亚、亚洲和美国进行的24项人群研究的荟萃分析中，PCOS的发病率为10%。国内调查研究显示[3]：我国妇女PCOS的发病率呈逐年上升趋势，育龄期妇女有5%~10%患有PCOS，其中25岁以下的患者约占70%。

PCOS作为育龄期女性常见的内分泌疾病，其发病率呈年轻化、逐渐上升趋势，病因复杂、病程缠绵难愈，具有较强的异质性和多态性。研究调查显示：肥胖及胰岛素抵抗可显著增加PCOS患者MS的发生，不同地区、民族、生活习惯会使PCOS的表现有较大差异，不同年龄段、体重的患者其临床症状也各不相同，若失治误治、久治不愈则会严重影响女性的生活质量，长此以往，会产生各种并发症。中医与西医在PCOS治疗方面各有优势，也有不足之处，运用西医现代诊疗技术，结合中医特色疗法，是提高PCOS临床疗效的必由之路。

二、多囊卵巢综合征的临床表现

PCOS多发病于青春期、育龄期，主要临床表现包括月经异常、高雄激素血症、胰岛素抵抗和肥胖等。

（一）多囊卵巢综合征月经异常

PCOS患者的起病多自青春期，经典表现为自初潮起月经稀发甚至闭经。但在临床观察中，有来自青春期和育龄期各个阶段的女性患者，以各种月经异常表现为主诉前来就诊。PCOS患者月经异常模式的多样性，是其表现异质性的重要佐证。月经不规则初始可出现在青春期，也可以在育龄期任何阶段出现。尚无证据提示初始时间与成年后代谢、激素异常及卵巢多囊表现相关。

PCOS月经异常可以表现为月经周期不规律、月经稀发、量少或闭经，还有一些不可预测的出血。闭经绝大多数为继发性，闭经前常有月经稀发或过少。同时正常或规律月经病史不能排除 PCOS 诊断，需识别有无正常排卵，因为无排卵或稀发排卵是月经异常的原因。虽然已婚 PCOS 患者多表现不孕，但也偶有排卵和流产者。有报道[4]称 PCOS 约占月经稀发患者的90%，占闭经患者的20%~50%，占不规则出血患者的30%，占排卵功能障碍患者的90%。事实上，临床的排卵障碍可以表现为月经出血模式的突然改变，如月经稀发或异常子宫出血。同时也可以以亚临床状态出现，没有任何临床表现。这时周期性的月经有可能是雌激素撤退或者波动的表现。

1983—2007年进行的一系列 PCOS 流行病学调查发现，有75%~85% 患者表现为临床月经异常，其中大多为月经稀发，其余为正常月经，而这些正常月经的女性少有就诊。PCOS 最常见的月经异常是稀发或者闭经，月经频发较少见，只有1.5%。月经异常可以开始于初潮，但也存在初潮月经正常而一段时间后开始稀发。PCOS 月经异常的发生率会随着年龄改变，随着绝经期的临近发生率降低，雄激素也存在类似的趋势。

亚临床的排卵异常，表现为正常月经。这种现象在普通人群中并不常见，但是在某些特殊人群中相对常见，其中包括高雄激素血症。事实上，有20%~50% 具有高雄激素且月经正常的女性存在慢性不排卵，而在 PCOS 人群中有15%~40% 稀发排卵者表现为正常月经，14%~40% 具有高雄多毛症状的女性存在稀发排卵。这三者之间的关系一致但又微妙。

而对于PCOS患者月经异常机制的研究亦不明确，因为PCOS本身的研究并不清楚，只能概括其包括了下丘脑－垂体－卵巢－肾上腺轴异常以及代谢等一系列问题改变。目前较为公认的高胰岛素血症是PCOS发病的重要环节，会直接刺激卵巢产生过多性激素，同时作用于垂体促进血清LH升高、间接促进卵巢生物合成，还能抑制肝脏性激素结合球蛋白（sex hormone binding globulin，SHBG）合成，促进游离雄激素增多且活性增强，引起卵泡闭锁，造成月经不调甚至闭经、不孕。反之，过多雄激素会增加机体的胰岛素抵抗，造成恶性循环，这是PCOS患者持续不排卵的根本原因。

（二）多囊卵巢综合征高雄激素特征

PCOS高雄激素患者可表现为月经稀发或排卵障碍、卵巢呈多囊改变，其更为突出的特征是生化指标或临床特征表现为高雄激素血症，但必须排除其他原因所致的高雄激素血症。因此，PCOS高雄激素的特征可分为高雄激素的生化特征和高雄激素的临床特征，二者可以同时存在、互相关联，也可各自单独存在，从而表现为多种PCOS高雄激素亚型。

1. PCOS高雄激素生化特征

PCOS患者体内产生过多的雄激素，通过检测血清生化指标雄激素水平诊断为高雄激素血症。由于血清雄激素种类及测定方法多样，不同种类雄激素水平在正常人群中差异较大，且不同方法检测的敏感性和特异性差别较大，至今尚无统一公认的界定血清高雄激素水平的标准范围。鉴于血清总睾酮水平不能准确反映发挥生物活性的游离雄激素的含量，2018年 PCOS 国际循证指南认为，如果通过单项检测血清总睾酮水平或游离睾酮水平诊断高雄激素血症，则测定游离睾酮水平的准确性最高。目前，各种直接检测血清游离睾酮水平的方法由于缺乏敏感性且特异性并不可靠，可通过计算生物活性睾酮或使用游离雄激素指数（睾酮 ×100/SHBG）间接评价游离睾酮水平。雄烯二酮和硫酸脱氢表雄酮（DHEA-S）对诊断 PCOS 的作用有限，在总睾酮或游离睾酮水平不高的情况下，可考虑对其进行检测，主要用于排除其他原因引起的高雄激素血症。

2. PCOS 高雄激素临床特征

PCOS 患者不仅体内会产生过多的雄激素，且血清 SHBG 浓度较低，导致血清游离睾酮浓度升高，游离睾酮具有生物学活性，其与睾酮受体结合引发 PCOS 高雄激素，其临床特征具体表现如下。

（1）多毛。多毛是 PCOS 高雄激素的主要临床表现，70% 以上的多毛女性患者存在高雄激素血症。多毛是指过度的男性型毛发生长，定义为上唇、上腹部等雄激素敏感部位存在终毛（未经处理长于5 mm，多数色深，有髓质）的过度生长，需与毛发过多相区别。毛发过多是非性征区域的毫毛过度生长，不因雄激素过多引起，但可能因雄激素过多而加重。

改良 Ferriman-Gallwey（mF-G）评分标准是目前应用最为广泛的毛发评定方法，通过对上唇、下颏、胸部、上腹部、下腹部、上背部、下背部、上臂、大腿共9个部位分别以0~4分进行评分。正常评分因种族的不同而有差异。一项对我国人群（2988例）的横断面研究建议，mF-G 评分≥5 分诊断为多毛。

（2）痤疮。痤疮也是 PCOS 高雄激素的重要表现，但对高雄激素的预测价值并不明确，且目前无合适的评估方法。尽管粉刺型痤疮在青春期女性中较为常见，但青春期早期中重度粉刺型痤疮（面部皮损≥10处）或围月经初潮期中度及以上炎症性痤疮都很少见。因此，对于这类青春期痤疮患者，需考虑 PCOS 高雄激素的可能性。

（3）脱发。女性脱发也是 PCOS 高雄激素的表现之一，但发生率较低。女性脱发最常发生于绝经期后，但 PCOS 高雄激素患者可很早发生，20岁左右即开始脱发。女性脱发主要发生在头顶部，向前可延伸至前头部，但不侵犯发际；向后可延伸至后头部，但不侵犯后枕部，只是头顶部毛发弥散性稀少、脱落。通常采用 Ludwig Visual 评分评估女性脱发。除高雄激素外还存在多种因素导致女性脱发，脱发对 PCOS 高雄激素的预测价值也不明确。

3. PCOS 高雄激素的分型

鉴于高雄激素包括生化高雄激素（即高雄激素血症）和临床高雄激素2类，故可将 PCOS 高雄激素分为3种亚型：临床高雄激素型、生化高雄激素型、典型高雄激素型（同时具备临床及生化高雄激素）。在鹿特丹标准、AES 标准、美国国立卫生研究院（NIH）标准及我国 PCOS 诊断标准中，临床和生化高雄激素在诊断PCOS时具有同等效力。但有部分学者认为二者并不能等同，用轻度多毛代替高雄激素血症并不准确。由于不同个体毛囊对雄激素的敏感性不同，多毛的程度通常与雄激素的水平无关，一些雄激素水平正常的女性也会出现多毛。因此，以上3种类型高雄激素中，同时具备临床及生化高雄激素的诊断特异性最高，其对生殖与代谢的影响最大。

（三）多囊卵巢综合征胰岛素抵抗

自1980年Burghen等首次提出胰岛素抵抗（insulin resistance，IR）参与PCOS的发病后，IR在PCOS发病机制中的作用得到关注。近代研究证实，PCOS患者存在以胰岛素抵抗为特征的内分泌代谢异常。

IR是指脂肪、肌肉、肝组织对胰岛素的生理作用敏感性不足，这些组织需要超剂量胰岛素才能对胰岛素产生反应，为了维持相对正常的血糖浓度，机体代偿性地分泌过量胰岛素，发生代偿性高胰岛素血症。IR是多囊卵巢综合征发生、发展的核心因素。目前已证明IR可通过加重高雄激素血症，诱发肥胖，多毛、痤疮、不孕、月经紊乱及抑制卵泡发育等多个方面影响或加重PCOS患者的代谢紊乱程度，并增加糖尿病、心血管疾病、代谢综合征、子宫内膜癌及不良妊娠等PCOS的远期并发症的发病率。已有研究表明，PCOS患者2型糖尿病发病率是普通女性的6~8倍。

IR从性质上可分为遗传性和获得性两种。生理情况下，胰

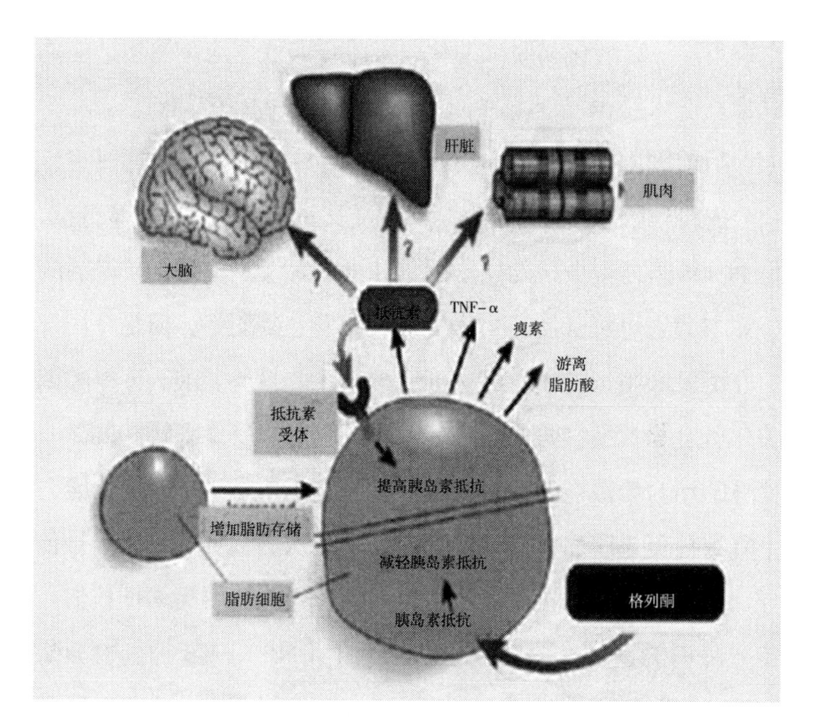

图1-2　胰岛素抵抗

岛素与胰岛素受体结合后，胰岛素受体磷酸化导致胰岛素受体底物的酪氨酸磷酸化，随后激活其下游底物，将胰岛素信号传导至效应器。故 IR 的分子机制复杂，主要包括受体前、受体、受体后3个阶段的异常，其中任何一个环节受损，均可导致 IR。受体前 IR 是指基因突变导致胰岛素结构改变、胰岛素抗体形成及胰岛素过度破坏；受体水平 IR 是指基因因素或某些病理状态导致胰岛素受体数目减少、亲和力下降、酪氨酸激酶不能激活等；受体后 IR 是指胰岛素与其受体结合后信号向细胞内传递所引起的一系列代谢过程，包括信号传递与放大、蛋白质交联反应、磷酸化与脱磷酸化以及酶促级联反应等诸多效应的异常。受体后 IR 是当前 PCOS 胰岛素抵抗的研究热点。

目前国内外研究[5]认为，PCOS 存在慢性炎症，通过炎症信号通路与胰岛素信号传导通路的交叉对话，诱发胰岛素抵抗，是 PCOS 胰岛素抵抗的始动因素和中心环节。炎症因子激活的一系列激酶也可以使胰岛素受体底物发生磷酸化，但是作用部位在酪氨酸附近的丝氨酸 / 苏氨酸上，一旦丝氨酸 / 苏氨酸磷酸化就会干扰酪氨酸的磷酸化，导致胰岛素受体底物和胰岛素受体的结合松散以及激活下游底物磷脂酰肌醇 – 3 激酶的能力下降或可促进胰岛素受体底物的降解，从而减弱胰岛素信号传导，引起胰岛素抵抗。最新研究认为，炎症致胰岛素抵抗信号传导障碍的途径有多条，包括核因子（NF）–KB 抑制物激酶（IKK）/ 抑制因子 KB（IKB）/NF–KB 信号通路、C–Jun 氨基末端激酶（JNK）信号通路、细胞因子信号转导抑制蛋白（SOCS3）信号通路、诱导型一氧化氮合酶（INOS）/NO 信号通路、蛋白激酶 C（PKC）信号通路等，其中研究较多的是前三条通路。而对于 PCOS 胰岛素抵抗，近期主要是受体后信号传导通路的相关研究，主要包括磷脂酰肌醇3激酶 / 蛋白激酶 B（PI3K/AKT）和细胞表面受体衔接蛋白（SHC）/ 丝 / 苏氨酸蛋白激酶（RAF）/ 丝裂原活化蛋白激酶（MAPK）两条通路，而前者是胰岛素发挥生理作用的主要信号通路，胰岛素受体底物（IRS）在该信号通路中发挥着至关重要的作用，为胰岛素的临床治疗提供相关的理论依据。

（四）多囊卵巢综合征与肥胖

肥胖是体内脂肪特别是甘油三酯堆积过多而导致的一种状态，我们常说的肥胖是指继发性肥胖，这是由下丘脑、垂体、甲状腺、肾上腺和性腺等出现功能紊乱而引起的肥胖。肥胖不仅会影响机体的生理健康，诸如心血管疾病的发生，还会对人的心理健康带来危害，大多数肥胖者活动笨拙而受到朋友的嘲笑，增加了心理压力。国外报道[6] PCOS 患者中约50% 存在超重或肥胖，肥胖既是一种独立的疾病，也是2型糖尿病、心血管病、高血压、中风和多种癌症的危险因素。因此，对于肥胖型PCOS 患者的进一步研究显得尤为重要。

判断肥胖的简易指标为体重指数（BMI），BMI 的计算方法是：BMI= 体重（kg）/ 身高（m）^{2}。这是一种和年龄、性别都无关的评价指标。但是，不同种族、不同人群，同样采用 BMI 评价体系，其超重和肥胖的标准也各不相同。根据世界卫生组织的推荐标准，对于欧美白人族群而言，其 BMI 分类标准为：18.5~24.9kg/m^{2}为正常范围；BMI ≥25kg/m^{2}为超重；25~29kg/m^{2}为肥胖前期；30.0~34.9kg/m^{2}为 I 度肥胖（中度）；35.0~39.9kg/m^{2}为Ⅱ度肥胖（重度）；≥40.0kg/m^{2}为Ⅲ度肥胖（极重度）。虽然亚洲人普遍矮小，但是亚洲人的腹部更容易堆积脂肪，所以世界卫生组织推荐的 BMI 亚太标准为：BMI 正常范围为18.5~22.9kg/m^2；＜18.5kg/m^{2}为体重过低；＞23kg/m^{2}为超重；23.0~24.9kg/m^{2}为肥胖前期；25.0~29.9kg/m^{2}为 I 度肥胖；＞30kg/m^{2}为Ⅱ肥胖。随着国内学者对肥胖问题越来越关注，中国肥胖问题工作组（WGOC）根据我国人群大规模的调查数据，于2003年提出了中国成年人判断超重和肥胖程度的界值，建议BMI ＞24kg/m^{2}为超重、BMI ＞28kg/m^{2}为肥胖。

在美国，50% 的 PCOS 妇女存在超重或肥胖，而其他国家的报道中肥胖型 PCOS 相对要少得多。青少年肥胖者易发展为 PCOS。临床上发现，相同 BMI 的肥胖妇女其脂肪分布区域相差很大，因此根据脂肪分布的不同，提出了中心型肥胖和周围型肥胖概念。周围型肥胖患者脂肪主要分布于臀部和上臂、大腿；中心型肥胖患者脂肪主要分布于腹部皮下和腹腔内，又称为腹型肥胖。中心型肥胖患者更易发生糖脂代谢紊乱及心脑血管疾病，对于女性患者来说生殖功能更易受到影响，因此对肥胖机体构成的不同部位进行相应的评价具有重要的临床意义。

中国肥胖问题工作组建议将男性腰围≥85cm、女性腰围≥80cm 作为腹型肥胖的切点。腹型肥胖和周围型肥胖相比，高雄激素血症及胰岛素抵抗更为严重，而高雄激素及胰岛素抵抗是 PCOS 的主要发病机制，所以腹型肥胖对 PCOS 的影响更大。临床研究发现，PCOS 患者主要表现为中心型肥胖，内脏脂肪沉积及腰 / 臀比例增加。

肥胖可加剧高雄激素血症、多毛症、胰岛素抵抗、不孕以及妊娠并发症。肥胖可损伤胰岛素耐受性，伴发的高胰岛素血症可增加2型糖尿病和心血管疾病风险。这些干扰因素进一步加剧 PCOS 的生殖代谢紊乱。高胰岛素血症通过增加卵巢雄激素造成无排卵性不孕。胰岛素通过和LH相互作用增加卵巢内生类固醇激素的分泌，导致颗粒细胞功能紊乱以及阻断滤泡细胞发育。同时，已有充分证据表明，即使体重正常的PCOS患者，其腹部脂肪沉积的发生率也较正常人高。在PCOS的自然病程中，内脏脂肪的沉积也许先于全身脂肪增加，内脏脂肪的沉积能引起胰岛素抵抗，出现高胰岛素血症，最终导致高雄激素血症。

近期研究[7]发现，内脏脂肪和胰岛素抵抗呈线形相关（相关系数为0.68），内脏脂肪和其他指标如空腹胰岛素、B细胞功能、甘油三酯、高密度脂蛋白、尿酸及性激素结合蛋白等也呈显著性相关，回归分析表明预测胰岛素抵抗的最佳指标是腹内脂肪和甘油三酯。这些结果均支持腹内脂肪沉积是胰岛素抵抗的原因或早期影响因素。

（五）多囊卵巢综合征皮肤表现

Odom等[8]指出PCOS患者的皮肤表现主要有痤疮、多毛、头顶部脱发、皮脂溢出、乳房平小，某些患者有皮肤或黏膜色素沉着等一系列症状。

1. 高雄激素性痤疮

Leyden指出痤疮的发病机理有4个重要环节：①皮脂分泌过多；②毛囊口角化异常，发生粉刺；③痤疮丙酸杆菌大量繁殖；④毛囊堵塞，皮脂瘀滞，炎症浸润，破坏毛囊形成囊肿。皮脂分泌过多是痤疮首发、最重要的发病机理，而女性皮脂分泌过多与内分泌紊乱密切相关。Cunliffe[9]指出皮脂腺的分泌是受内分泌系统控制和调节的。腺垂体（adenohypophysis，AP）分泌3种内分泌激素作用于皮脂腺：促甲状腺素（thyroid stimulating hormone，TSH）作用于甲状腺，分泌甲状腺素使皮脂腺分泌皮脂；促肾上腺皮质激素（ACTH）作用于肾上腺皮质，分泌雄激素、睾酮使皮脂腺分泌皮脂；卵泡刺激素（follicle stimulating hormone，FSH）作用于卵巢，分泌雄激素、睾酮使皮脂腺分泌皮脂。这3个方面作用的结果是形成高雄激素性痤疮。

PCOS 病人痤疮的特点是发病早，病程长，严重而顽固难治。患者显著的特征是皮脂溢出、油腻、皮肤质地粗糙、毛孔粗大，有白头粉刺和黑头粉刺。鼻唇沟及鼻翼两侧持续性潮红，为典型女性皮肤男性化。大部分患者开始发病于12~13岁，好发于面部下1/3处，即面颊、鼻部、下颏、颌部及颈部，但额部也常为好发部位。损害较重，以炎性丘疹为主，出现结节、囊肿、粉瘤，经常破溃、流血流脓，可以形成瘢痕。在12~25岁痤疮高发年龄段混于寻常痤疮患者中不容易被发现。在高龄妇女（特指痤疮的发病年龄，一般为25~40岁）中痤疮还是较为严重。据 White 介绍，只有女性痤疮的病程可延长到55岁。在200例25~55岁痤疮患者中，26% 为女性，属于内分泌源性痤疮（endocrinic ache），对这类患者采用传统的痤疮治疗方法无效。故疾病有高复诊率、顽固难治的特点。直到绝经期，卵巢纤维化而发生萎缩才能使痤疮消退，这些患者的痤疮期长达30~40年。

2. 多毛症

Simpson 等[10]指出引起多毛症的原因有 PCOS、卵巢肿瘤、肾上腺过度增生、肾上腺肿瘤、库欣综合征、催乳素腺瘤、性生殖障碍、接受雄激素治疗和特发性多毛症。而 PCOS 在诸多因素中占首位，研究调查发现，50%~75% 的 PCOS 患者伴有多毛症，多毛症表现在以下2个方面。

（1）阴毛发育提早。多毛症是高雄激素血症的一个主要症状。雄激素作用于毛囊皮脂腺单位（PSU），女性阴阜处阴毛提早发育，可以在10岁左右长阴毛，在雄激素的作用下，无色素、细的毳毛变成有色素、粗的终毛。阴毛增多的同时双下肢的毳毛也变粗、变黑、变长。

（2）体表多毛症。在青春期 PCOS 患者的面颊部、上唇处和鬓角处长出毛发，严重者满唇部均为长胡须。胸部、乳房部甚至背部也多毛，四肢伸侧尤其是前臂和小腿有许多体毛，甚至双手指背上也长出长长的毳毛，第1指骨背面有非常明显的粗黑毳毛。

3. 女性雄激素性脱发（FAGA）

相关文献统计 PCOS 患者 FAGA 的发生率高达35% 以上。高雄激素血症作用于5α－还原酶（5α－reductase），它可以分为2型：Ⅰ型5α－还原酶主要作用于皮肤，而Ⅱ型5α－还原酶主要作用于生殖组织。Ⅰ型 5α－还原酶使睾酮（T）不可逆转地转化为双氢睾酮（DHT）。睾酮促进毛囊毛乳头发育，使毛发生长，而双氢睾酮使毛囊毛乳头萎缩，使毛发脱落，形成 FAGA。所以 PCOS 患者除患有多毛症、痤疮和皮脂溢出的同时，于20~30岁就开始脱发。FAGA 可分为3型：Ⅰ型，头顶部毛发弥漫性稀疏；Ⅱ型，顶部和前头部毛发弥漫性稀疏；Ⅲ型，前头部和头顶部毛发显著弥漫性稀疏而使头皮裸露。FAGA 主要发生在头顶部，向前可延伸到前头部（但不侵犯发际线），向后可延伸到后头部（但不侵犯后枕部），只是头顶部毛发弥漫性稀少、脱落。但不会发生像男性雄激素性脱发（MAGA）的表现：从两侧额角、前头部开始脱发，发际线逐渐向后退移，最后头顶部毛发全部脱落，而侧头部、后枕部毛发正常，呈现光头。随着 FAGA 的发病，PCOS 患者的发辫越来越细，给 PCOS 患者的生活质量带来极大的影响。

4. 皮脂溢出

皮脂分泌受内分泌调节。Cunliffe[9] 指出皮脂腺分泌主要通过3个渠道：下丘脑腺垂体通过促甲状腺素（TSH）作用于甲状腺，产生甲状腺素促进皮脂分泌；通过促肾上腺皮质激素（ACTH）作用于肾上腺皮质，产生肾上腺素促进皮脂分泌；通过 FSH 作用于性腺产生性激素，分泌雄激素和雌激素。当多囊卵巢时则过度地分泌雄激素，发生高雄激素血症，刺激皮脂腺高度发育，分泌大量的皮脂，全身皮肤非常油腻，属于油性皮肤，特别是面部、鼻唇沟两侧皮肤潮红、油腻。头皮鳞屑多、头皮痒，胸、背部皮脂分泌也增多。同时皮脂腺导管粗大，表面看起来毛孔粗大，呈小黑点状，难以清洁。

5. 女性皮肤男性化

PCOS 患者血浆中雄激素水平很高，雌激素水平相对较低。因此，皮肤结构接近男性皮肤：皮肤油腻、毛孔粗大、皮肤粗糙，而且多毛；后背及四肢伸侧皮肤毛囊口有角质小棘，严重者呈毛发苔藓样，也可伴发毛囊炎；缺乏女性前臂皮下脂肪多、肌肉少、纤细而丰润的特点；声带肌肉较发达，说话声音低沉、粗涩，缺乏女性细腻、柔和的声调。

6. 乳房平小

PCOS 患者体内雄激素水平高，雌激素水平低，所以乳腺不能充分发育，乳房平小。在高泌乳素的刺激下发生溢乳现象。

7. 肥胖和良性黑棘皮病

PCOS 患者既有遗传因素，又有胰岛素依赖，加上内分泌紊乱，患者明显肥胖，体重明显超标，其体重指数（BMI）＞ $24kg/m^2$。肥胖患者可伴发胰岛素依赖性糖尿病、高脂血症、高血压、冠心病和脂肪肝等并发症。PCOS 患者肥胖症的发生率为30%~50%。肥胖患者容易发生良性黑棘皮病，颈部、两侧腋窝、乳房下、腹股沟等大皱褶处皮肤粗糙、增厚，似天鹅绒样，有灰黑色色素沉着，同时伴发脂溢性角化症或皮赘。

（六）多囊卵巢综合征卵巢特征

卵巢的多囊性改变是 PCOS 患者的特征性改变之一，主要表现为卵巢内小卵泡增多、卵巢体积增大、间质增生。2003年 PCOS 鹿特丹标准提出超声诊断卵巢多囊形态（PCOM）标准专家共识，即单侧或双侧卵巢含直径2~9mm 的卵泡数≥12个或卵巢体积＞ $10cm^3$，沿用至今。近年来，随着超声尤其是阴道超声检查在临床上的广泛应用，利用超声观察卵巢的形态在

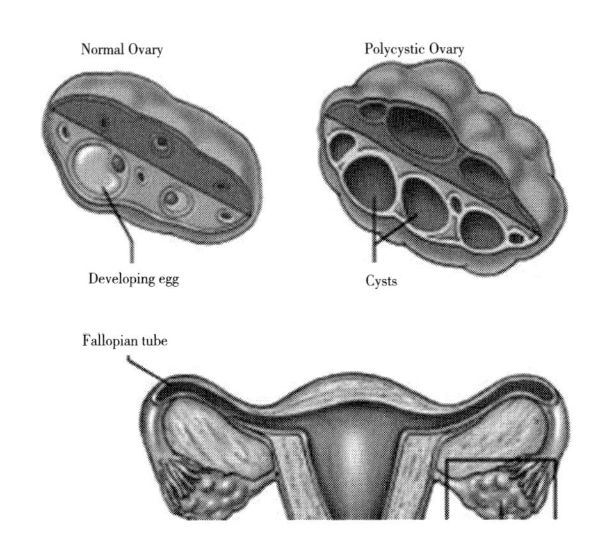

图1–3　多囊卵巢综合征卵巢特征

PCOS 的诊断方面发挥了越来越重要的作用。卵巢体积、卵巢间质、卵巢血流及血清抗米勒管激素（AMH）可否替代卵巢内卵泡数作为诊断卵巢多囊形态的替代指标，有待进一步研究。

1. 卵泡数（FN）

20世纪80年代对卵巢多囊形态的诊断主要是应用经腹超声，以一个平面上直径2~8 mm 的卵泡数≥10个作为诊断标准。这之后，研究发现经阴道超声成像（TVUS）更清晰，更容易发现受检者卵巢且很好地解决了小卵泡的成像等问题，从而代替经腹超声被广泛应用于临床。同一时期，学术界对 PCOM 的诊断提出新的观点，大多数学者认为一侧卵巢内全卵巢卵泡数较卵巢单个切面卵泡数更能说明 PCOM 的概念。2003年，Jonard 等应用受试者操作特征（ROC）曲线来判断单侧卵巢内全卵泡数。

试验结果显示，通过经阴道超声测量一侧卵巢直径2~9 mm 的卵泡数，以≥12个卵泡数作为阈值来区分 PCOS 组和正常对照组，其敏感度达75%，特异性更高达99%。基于此项研究，2003年鹿特丹会议上，专家对 PCOS 进行了重新定义，首次把多囊卵巢（PCO）加入 PCOS 的诊断标准中，卵巢功能异常、高雄激素和 PCO 三条中出现两条即可诊断为 PCOS。对 PCOS 的诊断推荐采用 Jonard 等的研究结果，此标准沿用至今。

随着超声成像技术的发展，很多专家认为2003年提出的 PCOS 评判标准距今已经有18年时间，早已不能满足现在的技术水平，极易出现过度诊断的问题。Dewailly 等研究将240位受试者分为3组，应用 ROC 曲线对非 PCOS 组（无高雄激素血症且月经正常者）和经典 PCOS 组（同时具有高雄激素血症和稀发排卵者）两组中表现为 PCOM 者进行区分，结果认为 FN 作为区分 PCOM 的独立指标具有最高的敏感度，FN ≥12个作为标准不再适用于新的超声成像技术，应用19个卵泡数作为界值，对区分 PCOM 具有更高的敏感度和特异性。2013年美国雄激素学会（AES）通过查询 MEDLINE 数据库，对已发表的相关 PCOM 医疗文献进行系统性回顾研究，根据调查结果进行统计分析后做出了报告，在应用新的超声技术的情况下，FN 是目前诊断 PCOM 最有效的指标，PCOM 诊断标准以 FN ≥25个作为阈值更为适宜。

2. 卵巢体积（OV）

卵巢体积（OV）随年龄的变化而有所差异，认为月经初潮后的1~4年女性卵巢体积达到最高峰，随着年龄的增长，卵巢体积逐渐变小，到绝经后卵巢体积迅速萎缩。研究表明，PCOS 患者卵巢体积明显大于体重年龄相匹配的正常女性。虽然所有研究一致认为卵巢体积较 FN 对区别 PCOM 和正常人的敏感度、特异性都较低，但卵巢体积仍然是 PCOM 的重要辅助替代评估指标，特别是对不能应用经阴道超声检查的患者，卵巢体积测量值更具实际诊断价值。卵巢体积阈值划分标准一直是争议的焦点，一些研究组织基于不同种族人群、不同临床代谢表现，分别提出过以6.4cm^3、6.7cm^3、7.0cm^3、7.5cm^{3}作为界值。Lujan 等认为卵巢体积以10cm^{3}为诊断标准具有81% 的敏感度和84% 的特异性，这也是现在应用最为广泛的卵巢体积阈值划分标准。

3. 其他测量指标

Fulghesu 等 [11] 研究发现，测量卵巢最大中心切面的间质面积与总面积的比值（S/A）是 PCOM 很好的诊断指标，同时 S/A 以0.32为界值对 PCOS 患者的高雄激素血症可以做出很好的预测。Battaglia 等 [12] 对3D 和2D 成像技术进行比较，测量卵巢全卵泡数、卵巢体积、卵巢间质体积及卵巢血流后，认为卵巢间质体积与全卵巢体积比可能成为超声诊断 PCOM 的新指标。卵巢体积的增大不仅可以使卵巢间质回声增强，而且伴有血管化程度更高。这一结果在 Battaglia 等应用3D 超声成像技术的研究中也得到印证，结果发现 PCOS 组比正常对照组卵巢血管化程度更高。但另一些研究则显示，PCOS 患者与正常对照组卵巢血管化程度没有明显差异，间质血流等指标不具有预测 PCOM 的价值和特异性。所以在目前研究条件下，卵巢间质、卵巢血流等还不能作为准确判断 PCOM 的指标应用于临床。

4. 抗米勒管激素（AMH）

超声对 PCOM 诊断始终存在固有的局限性。首先，对于不同大小、不同形态的卵巢，超声下检测卵泡数的准确性存在疑虑，特别是对直径≤2mm 的卵泡没有数据表明超声能可靠地量化这类小卵泡。其次，对于连续的、部分或全部重叠的卵泡，检查过程中易数成1个或多个卵泡。另外，超声检查属于在线即时检测，无法标记已数过的卵泡，会出现重复数或忽略记录卵泡的风险。虽然一些学者应用线下网状成像测量技术可以更好地量化卵泡数，但这种复杂的方式显然不适用于临床实践推广应用。最后，超声医师数卵泡方法的差异等人为因素也对每个卵巢卵泡数量（FNPO）的测量产生重大影响。由于超声检查不可避免的局限性，学者们一直致力于找到一种可以代替超声作为诊断 PCOM 更为科学客观的量化指标。

AMH 是由二硫键连接而成的糖蛋白二聚体，卵巢颗粒细胞释放的 AMH 在血清中可检测到，其血清浓度的升高与 PCOM 异常密切相关。PCOS 患者的 AMH 浓度明显升高，因为其产生 AMH 的窦前卵泡和窦状卵泡的数量较多，并且颗粒细胞分泌的 AMH 明显增多。大量研究表明，血清 AMH 浓度与超声评价 FN 和 OV 具有相关性，PCOS 患者血清 AMH 水平是健康女性的2~4倍。卵巢中 AMH 在小窦状卵泡（直径

≤6 mm）中表达最强，因此血清 AMH 水平的升高被认为是反映小窦状卵泡数目增多的标志。AMH 紧密参与 PCOS 病理生理学机制，研究发现 AMH 与 PCOS 患者的稀发排卵、高雄激素密切相关。

PCOM 作为 PCOS 诊断指标之一，其意义及判断方法备受关注，传统的超声诊断受到不同程度的质疑。一方面，随着超声技术的进步，针对不同年龄、不同种族人群的标准应重新界定。另一方面，研究者们不断尝试新技术以替代超声对 PCOM 的诊断，一些研究已表明虽然磁共振成像（MRI）技术比经阴道超声费用昂贵且在临床应用较少，但 MRI 可以清晰呈现直径 1mm 的卵泡，能更标准、精确地显示卵巢形态，特别适用于青春期及腹部肥胖不能行阴道彩超的患者。AMH 作为理想的诊断 PCOM 的替代指标，有着良好的前景，但目前受 AMH 检测水平的限制，还未出台适用于不同人群的公认阈值，未来随着 AMH 标准化的检测及公认阈值的出现，AMH 将有望作为 PCOM 临床诊断和临床科研的客观指标，在 PCOM 诊断中发挥重要作用。

三、PCOS 的高危因素

PCOS 病因至今尚未明确，可能与一些基因在特定环境因素的作用下导致疾病发生有关。近年来有研究表明，PCOS 的发生除了与遗传因素有关，还可能与心理因素、饮食习惯、肥胖等有密切关系，而饮食不规律将直接导致血糖波动幅度异常，加重机体胰岛素抵抗。肥胖与 PCOS 相互依存、相互影响，部分青春期女性多存在体重增加现象，而女性脂肪含量的增加将引起机体激素的异常改变，严重影响其正常生理机能，从而发生 PCOS 的概率显著增高。

总之，PCOS 的病因不清，目前 PCOS 是妇科内分泌领域广泛研究及争论的疾病。根据影响 PCOS 的单因素和多因素分析发现，与 PCOS 有关的因素有社会心理因素、失眠、打鼾、饮食不合理、PCOS 家族史及肥胖等。

（一）社会心理因素与 PCOS

卵巢是女性生殖和内分泌器官，受性腺轴的调节，当人体处于精神紧张、心理疾病状态时会反馈性地引起下丘脑对卵巢内分泌的调节。长期处于这种状态，卵巢及下丘脑的正负反馈调节紊乱，可引起女性一系列内分泌失调疾病，以 PCOS 较常见。精神、心理因素如学习紧张、长期用脑等易使体内内分泌调节功能紊乱和免疫功能降低，诱发或加重 PCOS。下丘脑是调控人体内分泌和情感的中枢神经，所以人们心理情绪发生巨大起伏时，会影响内分泌系统的正常运作。研究显示，PCOS 患者的心理健康问题和情绪问题（抑郁、紧张及忧虑）等评分均低于健康女性，而这些社会心理因素可能通过影响其生活行为（如暴饮暴食、酗酒等）导致肥胖加重，扰乱内分泌系统功能，从而使 PCOS 临床症状恶化。一方面，长期焦虑、抑郁、悲伤、自尊心受挫和压抑等负面情绪导致肾上腺皮质激素分泌增加，使机体处于急性或慢性应激状态，一旦肾上腺皮质激素分泌急剧或持续增加，可导致机体血糖水平剧增，出现高胰岛素血症或胰岛素抵抗，成为 PCOS 的发病基础；另一方面，长期精神紧张、压抑等，可直接抑制下丘脑－垂体－卵巢轴（HPO），导致 HPO 轴节律及卵巢功能紊乱。有关调查发现，中学生及技术人员患 PCOS 较多，而工人、农民及无业人员相对较少，这一点符合精神心理因素可能是引起 PCOS 的高危因素之一的观点。我们认为学生及技术人员为脑力劳动者，容易精神紧张或处于应激状态，加上缺乏规律运动，机体免疫功能降低或紊乱，从而促进 PCOS 的发生。

一般来说，社会心理因素包括慢性压力和情绪障碍两类。慢性压力包括来自工作、婚姻、经济状况、社会地位的压力，以及社会支持的缺乏等。情绪障碍包括敌视、愤怒、抑郁和焦虑。这些要素可以通过行为途径获得，如果没有一个健康的生活方式和正常的生物机制，则导致内分泌失调、植物神经功能紊乱、代谢性疾病、炎症等，逐渐参与疾病的发病机制。

综上所述，精神、心理、社会因素在女性内分泌及代谢紊乱疾病的发生发展中起的作用不可小觑，这就要求我们在制订 PCOS 预防和治疗的具体计划时更要重视心理和社会因素。

（二）PCOS 的家族史与 PCOS

遗传学的观点认为，多囊卵巢综合征是 X－连锁隐性遗传和多基因形式以及环境因素共同作用的结果。所以PCOS的家族史是发生PCOS的高危因素。PCOS在患者男性亲属的表型为30岁前秃顶或进行性多毛。有调查发现，PCOS患者父亲存在秃顶及母亲存在PCOS的发生率为29%，充分证明PCOS具有家族遗传性。

（三）失眠和打鼾与PCOS

青春期少女睡眠对促性腺激素释放激素（GnRH）的分泌类型有不同作用，进入青春发育早期的女童，GnRH分泌出现醒睡周期，促卵泡激素和黄体生成素在睡眠时可明显增加，若失眠或睡眠不足，可干扰内分泌功能。研究证实，失眠在两组间比较，差异有显著性，可能与失眠可干扰内分泌功能有关。研究发现PCOS患者中打鼾的发生率明显增高。

（四）饮食不合理

多项国内外针对PCOS的饮食调查显示，PCOS患者在24h饮食中总能量与摄入三大营养物的量均大于正常育龄女性，且PCOS患者的饮食比例中以脂类为主，说明PCOS患者的饮食存在摄入能量过多及营养结构不均的问题，进一步表明这可能与PCOS的发生、发展有关。饮食的量和营养物的类型及质量可改变PCOS相关基因的表型，可能干扰不同的基因背景；还可改变基因转录和转运的频率。高脂和低纤维饮食可增加雄激素循环水平导致高雄激素血症，参与PCOS的发生。

（五）肥胖

对于女性而言，肥胖除了可引起高血压、2型糖尿病、血脂代谢异常等多种慢性疾病外，还可引起生殖内分泌异常、无排卵、月经失调及妊娠结局不良等。调查数据显示，肥胖妇女无排卵和多囊卵巢的发生率为35%~60%。研究显示，肥胖会诱导出易感人群的 PCOS 表型。其机制可能与肥胖相关的胰岛素抵抗有关。虽然肥胖不是诊断 PCOS 的指标，但约50% 的 PCOS 女性伴有肥胖，是引起 PCOS 内分泌及代谢紊乱的一个重要环节。目前认为，代谢综合征的发生与肥胖是否相关尚存在争议，代谢综合征的发生不完全依赖于肥胖和 IR。

对于 PCOS 患者而言，肥胖的发生可能与遗传、环境因素及患者激素内环境有关；尽管体内激素特征是遗传确定的，但 PCOS 固有的2个病理生理特征——高雄激素血症和高胰岛素血症与肥胖的发生密切相关；反过来，肥胖又进一步加重 PCOS 患者的胰岛素抵抗状态。因而，肥胖可进一步加重 PCOS 女性的代谢和生殖异常。

四、PCOS 识别

多囊卵巢综合征是青春期及育龄期妇女最常见的一种复杂性的内分泌及代谢异常所致的疾病。相关调查研究发现，每100个女性中就会有5~10个人患有多囊卵巢综合征，发病率呈逐年上升趋势。当女性身体发生以下变化时，应怀疑自己为可疑 PCOS 患者而及时就医。

（一）月经失调

月经紊乱通常在青春期开始，月经初潮可能会延迟。月经模式通常是少经（一年内少于9个月经期）和闭经（连续3个月或更长时间没有月经）之一。受影响的女性初潮可能正常或略有延迟，然后出现不规则的周期。显然其他女性一开始可能有规律的周期，然后随着体重增加而出现月经不调。尽管该机制尚未完全阐明，但许多肥胖 PCOS 妇女在相对少量的体重减轻后恢复了更为规律的月经周期。

（二）高雄激素血症

高雄激素血症主要包括以下临床体征：①多毛症，毛发较前明显增多，过多的毛发主要分布在上唇、下腹和大腿内侧；②痤疮，多为成年女性痤疮，伴有皮肤粗糙、毛孔粗大，与青春期痤疮不同，具有症状重、持续时间长、顽固难愈、治疗反应差的特点；③脱发，20岁左右即开始脱发，主要发生在头顶部，向前可延伸到前头部（但不侵犯发际线），向后可延伸到后头部（但不侵犯后枕部），只是头顶部毛发弥散性稀少、脱落。大多数患有 PCOS 的女性都有高雄激素血症的临床和生化证据，很少出现更严重的雄激素过量（虚拟化）的迹象，例如声音加深和阴蒂肿大，这提示可能出现卵巢过度增生或分泌雄激素的肿瘤。

（三）皮脂溢出

PCOS 产生过量的雄激素，发生高雄激素血症，使皮脂分泌增加，导致患者头面部油脂过多，毛孔增大，鼻唇沟两侧皮肤稍发红、油腻，头皮鳞屑多、头皮痒，胸、背部油脂分泌也增多。

（四）男性化表现

主要表现为有男性型阴毛分布，一般不出现明显男性化表现，如阴蒂肥大、乳腺萎缩、声音低沉及其他外生殖器发育异常。

（五）B 超发现卵巢变化

在某些女性中进行经阴道超声检查（TVUS），以确定她们是否具有多囊卵巢形态（例如超声检查中 PCOS 的出现）。自1986年首次进行超声检查以来，多囊卵巢或 PCOM 的超声检查标准就已经发展起来。重要的是，要注意卵泡的数量和大小（而不是囊肿）与超声诊断有关。鹿特丹标准被认为具有足够的特异性和敏感性来定义 PCOM，包括直径为2~9 mm 的卵巢中存在12个或更多卵泡和 / 或卵巢体积增加（＞10 mL）。

（六）其他

1. 肥胖

肥胖占 PCOS 患者的30%~60%，PCOS 的肥胖表现为向心性肥胖（也称腹型肥胖），甚至非肥胖的 PCOS 患者也表现为血管周围或网膜脂肪分布比例增加。

2. 不孕

排卵功能障碍使 PCOS 患者受孕率降低，且流产率增高。没有成熟的卵泡会不断发育，患者多年都会处于不孕状态。通过诊断发现，很多患者之所以多年不孕，就是患有这种疾病。

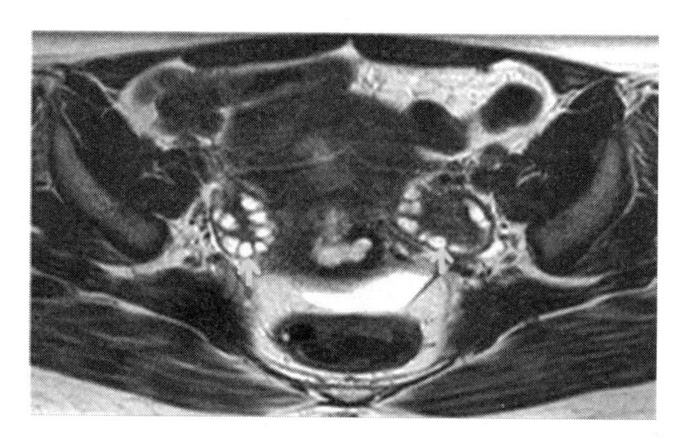

图1–4　不孕卵巢

参考文献

[1] 韩曦，王宝玲，罗莉，等．多囊卵巢综合征患者代谢综合征的发病情况[J]. 陕西医学杂志，2015，44（2）：170–172.

[2] BOZDAG G，MUMUSOGLU S，ZENGIN D，et al. The prevalence and phenotypic features of polycystic ovary syndrome：a systematic review and meta–analysis[J].Hum

Reprod uction，2016，31：2841.

[3] 袁莹莹，赵君利．多囊卵巢综合征流行病学特点 [J]. 中国实用妇科与产科杂志，2019，35（3）：261-264.

[4] 汪梦洁，俞洁．多囊卵巢综合征与月经异常研究进展 [J]. 辽宁中医药大学学报，2017，19（11）：86-88.

[5] GONZÁLEZ F，SIA CL，SHEPARD MK，et al. Inflammation in response to glucose ingestion is independent of excess abdominal adiposity in normal-weight women with polycystic ovary syndrome [J]. J Clin Endocrinol Metab，2012，97（11）：4071-4079.

[6] JALISEH HK，TEHRANI FR，BEHBOUDI-GANDEVANI S，et al. Polycystic ovary syndrome is a risk factor for diabetes and prediabetes in middle-aged but not elderly women：a long-term population-based follow-up study[J].Fertility and Setrility，2017，108（6）：1078-1084.

[7] AZZIZ R，CARMINA E，DEWAILLY D，et al. Criteria for defining polycystic ovary syndrome as a predominantly hyperandrogenic syndrome：an Androgen Excess Society guideline[J]. J Clin Endocrinoi Metab，2006，91（11）：4237-4245.

[8] ODOM RB，JAMES WD，BERGER TG. Andrews diseases of the skin[M].9th. Philadelphia：WB Saunder Co，2000：629.

[9] CUNLIFFE WJ. New approaches to acne treatment[M].

London：Martin Dunitz，1994：10.

[10] SIMPSON NB，BARTH JH. Hair patterns：hirsuties and androgenetic alopecia//Dawber R. Diseases of the hair and scalp[M]. Australia：Blakwell Science，1997：67.

[11] FULGHESU AM，ANGIONI S，FRAU E，et al. Ultrasound in polycystic ovary syndrome——the measuring of ovarian stroma and relationship with circulating androgens: results of multicentric study [J]. Hum Reprod Uction，2007，22（9）：2501–2508.

[12] BATTAGLIA C，BATTAGLIA B，MOROTTI E，et al. Two–and three–dimensional sonographic and color Doppler techniques for diagnosis of polycystic ovary syndrome.The stromal/ovarian volume ratio as a new diagnostic criterion[J]. J Ultrasound Med，2012，31（7）：1015–1024.

第二章　多囊卵巢综合征发病因素

PCOS疾病在1844年就已经被人们所了解，Chereau和Rokitansky两位学者就已经发现卵巢在形态学方面的变化。1904年，Frindley将其称作是囊性退化卵巢。1935年，Stein和Leventhal两位专家对双侧卵巢增大、多囊改变、多毛、肥胖、闭经的患者进行了一系列研究，在当时将其称为Stein-Leventhal综合征。1950年前后，Mcarthur等发现这类患者的LH呈上升趋势，而且雄激素增高是其最明显的特征。到1960年后，专家将这种表现称作是PCOS。目前为止，仍不能准确地说明引发PCOS的具体因素，现阶段的研究认为，病因主要集中在以下几方面。

一、遗传因素

近年来许多报道指出PCOS患者有明确的家族聚集性，研究认为PCOS呈常染色体共显性遗传，家族聚集性是PCOS的遗传学基础。对PCOS相关基因的研究主要是基于对候选基因的连锁分析。这些候选基因反映了对 PCOS 病因学的认识现状，有学者提出37个与 PCOS 发病有关的候选基因，如与甾体激素合成有关的基因，包括 CYP11A、CYP17、CYP21等；与胰岛素分泌及其活性有关的基因，如胰岛素基因、胰岛素受体基因等；与促性腺激素作用和调节相关的基因，如 LH 受体基因、卵泡抑素基因等。PCOS 已经明确的病理生理改变主要集中在胰岛素抵抗和高胰岛素血症、高雄激素血症、促性腺激素分泌改变3个方面，因此影响胰岛素分泌和甾体类激素合成的基因对 PCOS 的发生尤为重要。

（一）胰岛素受体基因

部分患者有胰岛素抵抗的表现，可能与胰岛素受体基因缺陷有关。研究发现[1]，PCOS 患者皮肤成纤维细胞及骨骼肌细胞胰岛素受体 β 亚单位的丝氨酸被异常磷酸化，削弱蛋白激酶的活性，导致 PCOS 患者胰岛素受体后缺陷，如增加丝氨酸磷酸化、减少磷酸脂酰肌醇 3 激酶（PI3K）活性，表现为胰岛素抵抗（IR）。

（二）CYP11A

CYP11A 基因的多态性与 PCOS 的高雄激素血症的形成密切相关。由 CYP11A 基因编码的 P450scc 是类固醇激素合成的关键酶和限速酶，它催化胆固醇旁链分裂并向孕烯醇酮转化，其基因定位于15号染色体上，转录调节可调控类固醇激素的合成，任何原因如胰岛素/IGFs系统调节紊乱、肾上腺功能亢进、CYP11A基因过度表达等均可引起P450scc获得功能的CYP11A基因突变，最终都会导致卵巢和肾上腺雄激素分泌增加[2]。

（三）CYP17

由CYP17基因编码的类固醇合成酶P450−17α失调是发生高雄激素血症的主要原因。有丝分裂原激活蛋白激酶信号旁路可以增加雄激素的合成和CYP17的表达。CYP17基因编码P450−17α具有17α−羟化酶和17,20裂解酶活性，卵泡膜细胞利用17α−羟化酶活性催化孕酮转化为17α−羟孕酮，再利用17,20裂解酶活性将17α−羟孕酮转化为雄烯二酮，这可能与PCOS患者的高雄激素血症有关[3]。

（四）LH受体基因

LH是女性重要的性激素，在女性的生殖系统中有重要地位，因此LH相应的受体也可能与生殖系统的某些疾病有关。LH受体位于卵泡膜细胞上，在绝大多数PCOS患者中LH含量升高较卵泡刺激素（FSH）下降快，当大量LH与LH受体结合后，LH能激活卵巢卵泡膜细胞内的P450 c17，将细胞内胆固醇转化为雄激素；LH能诱导卵巢合成IGF−1受体，使其结合量进一步增加，从而诱导卵泡膜细胞增生，促使卵巢雄激素的大量合成和分泌，增高的雄激素引起外周雌酮增多，进一步导致雌酮/雌二醇比率增大，形成无周期性高雄激素，进而反馈性增强下丘脑/垂体的促性腺激素释放激素/黄体生成素（GnRH/LH），从而形成恶性循环。

（五）FSH受体基因

FSH是女性重要的性激素之一，在卵泡发育、卵母细胞成熟、类固醇激素的调节上有重要作用。FSH通过其生物功能调节FSH受体（FSHR），FSHR可反作用控制FSH水平，异常的FSHR可影响卵巢及卵泡发育。有研究认为[4]，位于307和680位点的FSHR基因的多态性可能与卵巢激素调节反应、控制卵巢过度刺激、改变月经周期、引起卵巢早衰和PCOS有很大的相关性，FSHR的多态性与PCOS之间的关系不一致。也有研究认为[5]，FSHR的Ser680Asn与PCOS有关，与Ala307Thr无关。另有研究则相反，认为两者都有关；FSHR多态性与FSH水平有关，且FSHR的Ser680Asn与PRL水平有关。FSHR可能是PCOS发生的候选因素之一，具体机制目前仍不清楚，可能与种族、研究方法等存在差异有关。

（六）LPP基因

LPP基因包含了10个外显子和超过400 kb的基因组区域，是蛋白酪氨酸磷酸酶1B（PTP1B）的底物，在胰岛素信号通路中起负调节作用，在胰岛素抵抗的病因中有重要的作用。胰岛素抵抗是PCOS患者代谢障碍的重要表现之一。有研究[6]在

PCOS患者中发现了LPP基因的表达。LPP可能通过结合PTP1B参与胰岛素信号通路，胰岛素与其受体的结合激活在蛋白激酶调节区域的酪氨酸自身磷酸化，激活了胰岛素受体酪氨酸激酶，磷酸化的胰岛素受体底物蛋白进一步触发了胰岛素信号通路下游运动的发生；在胰岛素信号通路中，作为负调节因子，PTP1B能够去磷酸化活化的胰岛素受体。LPP基因是否通过改变胰岛素信号通路参与PCOS的发生，以及在PCOS的胰岛素抵抗中如何发挥作用，还需进一步研究。

二、环境因素

近年来有研究表明PCOS的内分泌障碍与环境因素存在一定相关性，目前人类赖以生存的环境污染严重，且工作、学习等生活环境压力大，这与PCOS的发病可能存在一定联系。

在环境因素中，化学物质污染占70%左右，其中以人类暴露于环境内分泌干扰物（environmental endocrine disruptors，EED）对人类健康影响最广、危害最大。EED是一类环境中持续存在的、影响激素代谢并产生不良效应的外源性物质，亦称激素类似物。EED广泛存在于自然界中。人类的生活环境中存在大量的暴露于EED的概率。有的EED具有类似雌激素或雄激素的结构和功能，因此可能与人类不良健康效应相关，这些效应包括女性乳腺癌、女性生殖系统恶性肿瘤、男性睾丸癌以及前列腺癌等内分泌相关的肿瘤，女性生殖系统疾病、出生和生长发育障碍。而人群中 PCOS 的发病率也在明显升高，研究所调查的一般情况及与日常生活密切相关的环境因素共21个因素中，经单因素分析发现，职业、文化程度、使用一次性塑料杯喝水、接触厨房油烟及居住地或工作地装潢史等5个因素，两组比较差异有显著性。进一步的多因素 logistic 回归分析发现，环境因素中属于 EED 的3个因素是使用一次性塑料杯喝水、厨房油烟及居住地或工作地装潢史，且是 PCOS 发病的高危因素。推测其机制，作为饮水杯使用的一次性塑料杯及作为装潢材料的涂料中均含有化学原料双酚 A，而厨房油烟中可能含有二噁英，双酚 A 和二噁英均属于 EED。一般硬塑料容器在有裂纹或遭到腐蚀时，就会分解出双酚 A。另有报道，塑料桶装饮用水中可检出双酚 A。双酚 A 是环境雌激素的一种，属低毒性化合物。在正常生活中，人们可以通过皮肤、呼吸道及消化道等途径接触。双酚 A 进入机体后与细胞内雌激素受体结合，通过多种机制产生雌激素或抗雌激素作用，从而干扰内分泌系统的正常功能。二噁英是一类剧毒物质，主要通过消化道、皮肤、呼吸道吸收。二噁英的毒性作用是通过芳基氢化受体直接调节转录或干扰雌激素受体介导的转录效应实现的。另外，双酚 A 和二噁英属于 EED 中的环境雌激素，EED 的毒性作用包括生殖毒性（81%）、致癌作用（79%）、致畸作用（79%）、免疫毒性（52%）和神经毒性（50%）。EED 对免疫系统的影响主要是抑制 T 淋巴细胞的成熟，未成熟的 T 淋巴细胞可能攻击自身细胞而引发自身免疫性疾病，降低及抑制免疫能力、加速自身免疫性疾病的发生。EED还可通过作用于下丘脑－垂体－性腺轴中的任一环节，打破机体内雌激素和雄激素间的平衡。而PCOS的发生与下丘脑－垂体－性腺轴的异常和免疫功能异常有关。从以上可以推测，EED可以影响PCOS的发生。总之，在工业化程度越来越高的今天，EED充斥在生活的每一个角落，与人类的日常生活密不可分，人们要高度警惕EED（如塑料制品、厨房油烟及装潢材料等）污染。

三、炎症因素

近年来研究表明PCOS可能是一种低度慢性炎症性疾病，并且慢性炎症对PCOS的远期并发症的发展有重要作用。研究发现，PCOS患者外周血中的一些炎症因子（如肿瘤坏死因子α、C反应蛋白、白介素-6等）水平增高，这表明自身免疫及低度慢性炎症可能在PCOS的发展中发挥作用。

（一）肿瘤坏死因子α

肿瘤坏死因子α（TNF-α）是一种来源于单核细胞和巨噬细胞的炎症因子，在人体卵巢卵泡液、颗粒细胞和卵母细胞也有表达。TNF-α通过自分泌和旁分泌的方式改变卵巢局部微环境，调节卵巢功能，通过多条途径参与并促进IR的形成，进一步导致PCOS的发生。TNF-α是一种脂解激素，能引起敏感性较高的内脏脂肪释放游离脂肪酸，促进IR；也可以通过将胰岛素受体底物（IRS-1）丝氨酸磷酸化来抑制胰岛素传导，同时下调肌细胞葡萄糖转运体 4 的表达及转位。肌细胞葡萄糖转运体 4 是外周组织利用葡萄糖的限速酶，TNF-α 通过抑制其表达而抑制胰岛素刺激的葡萄糖转运，导致 IR[7-8]。PCOS 患者因为存在 IR，可通过胰岛素抵抗降低胰岛素生长因子水平及致黄体功能不全，导致颗粒细胞增长不显著，进而影响雌激素合成，使卵泡发育受限。TNF-α 还可影响性激素结合球蛋白，增加游离睾酮含量，引起高雄激素血症。TNF-α 还参与哺乳动物卵巢的部分生物功能，如卵巢颗粒细胞的增殖、卵泡发育、排卵、黄体溶解、类固醇激素合成及前列腺素和蛋白多糖的生物合成；可抑制 FSH，减少人体卵巢中小卵泡内雌激素的分泌，从而导致不排卵。

（二）C 反应蛋白

C 反应蛋白（CRP）是由肝脏分泌的一种低聚体蛋白，其受血清内的因子（如 TNF-α）调节，是亚临床系统感染的一个敏感指标。CRP 可通过影响 TNF-α、白介素 -1（IL-1）的释放，干扰胰岛素信号传导过程，使胰岛素敏感性降低，导致和（或）加重 IR；CRP 是多功能蛋白，能激活核因子 KB，激活蛋白1和丝裂原活化蛋白激酶等多种信号途径，促进早期反应基因的表达，上调炎症基因表达，加重炎性反应而降低组织细胞对胰岛素的敏感性。

（三）白介素 -6

白介素 -6（IL-6）是一种多功能细胞因子，是由各种淋巴细胞和非淋巴细胞产生的，如 T 细胞、B 细胞、单核细胞、成纤维细胞、卵巢颗粒细胞等。IL-6可通过以下途径影响卵巢[9]：参与卵巢的自分泌及旁分泌途径；在生殖生理方面，参与卵巢类固醇激素的合成、卵泡成熟、妊娠与移植过程；调节卵巢的发育与功能；直接影响在卵巢颗粒细胞中由卵泡刺激素刺激的孕酮的产生以及与卵泡发育相关的能导致卵巢癌变的血管生成。IL-6作为一种炎症因子，当表达异常时，可通过卵巢的自分泌及旁分泌途径引起卵巢本身微环境的改变，进而加重 PCOS 的炎症。PCOS 患者具有高雄激素、卵泡成熟障碍等特征，IL-6是否通过影响类固醇激素合成及卵泡发育等或（和）引起卵巢炎症途径导致 PCOS 的发生，具体机制还需进一步探讨。

四、其他发病因素

（一）精神和心理因素

PCOS 的发病机理一直是医学界的研究热点，但至今仍然没有确切的病因学理论。旧的生物医学模式不能彻底将人的社会关系、心理活动和主观意识全面调和，医学模式向生物 – 心理 – 社会医学模式转变，对 PCOS 的研究更关注精神、心理、社会因素方面。现代社会的高速发展使得每个人都面临着不同的压力，而现代女性面临的压力更大。在现代社会，激烈的竞争环境、生活节奏的加快、家庭矛盾的突出、孤独感和心理障碍，可导致某些心身疾病。女性内分泌疾病如围绝经期综合征、不孕症等与精神心理因素之间存在密切的关系，是典型的心身疾病，近年来有学者从精神、心理学等方面进行研究，发现精神心理因素有可能引起 PCOS 的发生。有研究指出[10]，PCOS 患者容易受不良因素的影响，比如压抑、焦虑、恐惧、长期精神紧张、婚姻、生活变故等诱因。从心理学应激理论来看，这些诱因对患者构成了应激源，使患者产生应激反应，激活下丘脑－垂体－肾上腺轴，导致患者体内肾上腺源性的雄激素水平升高，肾上腺雌激素作用于下丘脑－垂体－性腺轴，导致 PCOS 的发生。

这种机制解释了青春期肾上腺功能初现现象。目前对 PCOS 的研究表明，PCOS 多发生于青春期，肾上腺功能初现就是由于肾上腺功能亢进，分泌过多的雄激素所致。青春期是人生的关键时期，女性的心理、情绪容易变化。心情是一种心理反映形式，包括心境、激情和应激3种不同的情绪状态，应激引发的一系列神经递质和激素的生化改变常用来解释 PCOS 出现的一系列临床表征，与 PCOS 的发病和远期并发症的关系相当密切。PCOS 出现排卵障碍和内分泌功能失调，是由 PCOS 患者的情绪经过大脑皮质影响下丘脑－垂体－卵巢轴的内分泌功能而引起。当精神紧张时，人体会发生应激反应，肾上腺素与去甲肾上腺素分泌上升，引起儿茶酚胺的浓度升高，下丘脑和垂体合成的泌乳素的分泌也相应升高。这些激素的变化都将影响月经周期的调节，抑制促性腺激素释放激素（GnRH）的反应，干扰卵巢甾体激素的合成，最终发生排卵障碍。研究诱导PCOS患者的人格因素，发现在PCOS患者中存在高神经质人格因素，表明患者焦虑、紧张、烦躁很明显，抑郁，情绪不稳，对各种刺激敏感，适应能力不高。

（二）药物因素

某些药物（如丙戊酸等）可导致PCOS的发生。研究表明，服用抗癫痫药物（AEDs）的时间越久，癫痫患者患PCOS的可能性越大[11]。癫痫妇女是易罹患PCOS的特殊亚群。在这个亚群中，PCOS的发生率约为26%。有研究发现，癫痫放电或AEDs通过影响HPO轴系统调节与干扰CYP酶（细胞色素氧化酶P450）系统影响激素的合成代谢，激素代谢紊乱引起体内激素水平改变，最终导致各类生殖内分泌疾病，因而癫痫患者易患生殖内分泌疾病。其中肝酶抑制剂（丙戊酸与AEDs托吡酯）对内分泌代谢影响较大，但研究发现[12]肝酶诱导剂（苯妥英钠、苯巴比妥与卡马西平）可通过CYP酶系统促进激素的代谢及肝脏性激素结合球蛋白（SHBG）的合成，引起游离雄激素减少，导致睾酮及雌激素生物活性减低，继而引起月经紊乱（月经过少或过多），LH与FSH增多，并使GnRH反应性增高（可能与正反馈调节相关）。

综上所述，PCOS 是由多种发病因素共同作用的内分泌及代谢紊乱或障碍性疾病，具有异质性、年轻化、病因复杂性且不明确性、难治性等特点，以高雄激素血症及高胰岛素为其主要的病理生理改变。面对 PCOS 病因的复杂性、多样性及广泛性，进一步深入研究其具体的发病因素，有选择性地针对不同可能导致该病的病因进行治疗，已成为目前妇科医生的主要任务之一。

参考文献

[1] 陈小玲，黄水莲 . 多囊卵巢综合征的研究进展 [J]. 中国误诊学杂志，2007（15）：3459–3460.

[2] 韦燕妮，覃爱萍 . 多囊卵巢综合征高雄激素血症的研究进展 [J]. 广西医科大学学报，2007，29（6）：862.

[3] 陈子江 . 多囊卵巢综合征相关病因及临床研究 [J]. 生殖医学杂志，2007，16（4）：233.

[4] LUSSIANA C，GRUANI B，MARI C，et al. Mutations and polymorphisms of the FSH receptor（FSHR）gene：Clinical implications in femals fecundity and molecular biology of FSHR protein and gene[J].Obstet Gynecol Surv，2008，63（12）：785–795.

[5] GU BH，PARK JM，BAEK KH. Genetic variations of follicle stimulating hormone receptor are associated with polycystic ovary syndrome [J].Int J Mol Med，2010，26（1）：107–112.

[6] ZHANG B，ZHAO H，LI T，et al. association study of gene LPP in women with polycystic ovary syndrome [J].PLOSONE，2012，7（10）：e46370.

[7] 丁涛，马红霞 . 肿瘤坏死因子 –α 在多囊卵巢综合征中的作用 [J]. 国际妇产科学杂志，2010，37（6）：413.

[8] LEE H，OH JY，SUNG YA，et al. A dipokines，insulin–like growth factor binding protein–3 levels，and insulin sensitivity in women with polycystic ovary syndrome[J]. KJIM，2013，28：456–463.

[9] TUMU V，GOVATATI S，GURUVAIAH P，et al. An interleukin–6 geng promoter polymorphism is associated with polycystic ovary syndrome in South Indian women[J]. J Assist Reprod Genet，2013，30：1541–1546.

[10] SHI X，ZHANG L，FU S，et al. Co–involvement of psychological and neurological abnormalities in infertility with polycystic ovarian syndrome[J].Arch Gynecol Obstet，2011，284（3）：773–778.

[11] 韦荣华 . 多囊卵巢综合征药物治疗研究进展 [J]. 中外医学研究，2015，13（36）：157–159.

[12] 额日登娜希，刘献增 . 癫痫及抗癫痫药物对育龄期女性患者生殖内分泌的影响 [J]. 癫痫杂志，2018，4（1）：44–48.

第三章　多囊卵巢综合征流行病学及危害

一、多囊卵巢综合征相关临床表现的流行病学调查

多囊卵巢综合征（PCOS）是一种内分泌疾病，伴随着持续排卵障碍、高雄激素血症、卵巢多囊样改变、肥胖、不孕，并且以胰岛素抵抗为特征的生殖内分泌代谢紊乱综合征[1]。近年来随着生活方式的不断变迁以及 PCOS 诊断方法的不断更新进步，其发病率总体呈逐年上升趋势。由于各个国家对 PCOS 的诊断标准并没有进行统一，因此不同国家和地区对 PCOS 相关临床表现的流行病学报道均存在差异。以下将从 PCOS 相关临床表现的流行病学进行归纳总结。

（一）临床表现的流行病学

1. 稀发排卵和（或）无排卵

月经周期的不稳定在临床上是诊断女性稀发排卵和（或）无排卵的主要指标之一。卵巢规律性的排卵是月经周期稳定的主要体现之一，而排卵功能障碍也是导致女性不孕的一个重要

原因。对于排卵障碍的妇女，最显著的特征是稀发排卵和（或）无排卵，常表现为月经稀发、闭经、不规则阴道流血、不孕不育等。正常的月经周期为23~35天。月经周期超过35天且是固定周期，每年少于或等于8次的排卵被定义为稀发排卵；无排卵是指临床上有月经的表现，但是因为激素失调所造成卵巢停止排卵；月经来潮后停止3个周期或者6个月以上定义为闭经[2]。各个种族的育龄期妇女因其生活环境的不同，月经紊乱的发生率也存在着一定差异。美国女性中稀发排卵的发生率为23%[3]，希腊人群中为14.6%[4]。国内报道在PCOS人群中稀发排卵的发生率可达62.6%。2005年济南地区检出的PCOS稀发排卵占89.4%，不孕占7.06%[5]。约40%的PCOS患者因无排卵或稀发排卵而不孕，占无排卵性不孕症的70%~80%[6]。

2. 临床和（或）生化表现的高雄激素

（1）多毛。高雄激素的临床和（或）生化表现一直是PCOS的重要指标之一。高雄激素最常见的临床表现为多毛，乳晕周围发现一至数根粗长毛即有诊断意义，临床上约70%的PCOS患者可发现多毛，且毛发的多少和分布因地区和种族的不同而有差异。多毛多采用改良Ferriman-Gallwey（mF-G）毛发评分法，PCOS患者多毛情况在不同地区各有差异。东亚地区较欧美等地多毛症发生概率低，中国和日本女性多毛症发生率亦较低。有调查显示，美国PCOS多毛发病率高达60%~70%[7]。体毛的轻重与种族和遗传等关系密切，不同种族PCOS患者的多毛症诊断阈值不同。调查显示，按mF-G ≥6分的标准，我国汉族妇女多毛症检出率为1.18%；并认为以 mF-G ≥2分为标准诊断多毛症更适合汉族人群；并提出上唇、胸部、下腹等部位的男性化体毛分布对多毛症诊断非常重要。以此标准诊断 PCOS 患者中多毛发生率为37.56%[5]。2011年及2012年国内其他调查提出[8]，按 mF-G 评分≥5分的标准，2008年天津地区 PCOS 患者多毛发生率为30.2%。

（2）痤疮。痤疮是临床上常见的慢性皮肤病，与雄激素分泌异常及皮脂异常代谢密切相关。痤疮皮疹呈现多态样改变，以粉刺、丘疹、脓疱、结节、囊肿为多见，主要累及面颊、颈部、前胸及上背部。与青春期痤疮不同，PCOS 痤疮具有症状重、持续时间长、顽固难愈、治疗反应差的特点。近年痤疮的发病率逐渐升高，常常作为 PCOS 的伴随症状。据调查显示[8]，PCOS 人群中51.8% 会发生痤疮，其中有38.8% 为持续痤疮，部分患者在生育后或随着年龄增长痤疮逐渐消失。

（3）脱发。脱发是指每天头发脱落超过100根，或呈斑片状脱发，是临床上的常见病，其中以雄激素脱发为主。PCOS 患者20岁左右就会出现脱发，主要发生在头顶部，向前可延伸到前头部，但不侵犯发际线；向后可延伸到后头部，但不侵犯后枕部，只是头顶部毛发弥散性稀少、脱落，既不侵犯发际线，也不会发生光头。其患病率在不同种族之间具有明显差异，相关文献报道，白种人发病率最高，黄种人和黑种人发病率相对较低，而我国2011年统计[9]高雄激素性脱发的发生率为3.2%~34.8%。

（4）皮脂溢出。皮脂溢出症是指皮脂腺分泌功能亢进，主要表现为头皮多脂、油腻发亮、脱屑较多，受内分泌调节。皮脂腺分泌主要通过3个渠道：下丘脑腺垂体通过促甲状腺素激素作用于甲状腺，产生甲状腺素促进皮脂分泌；通过促肾上腺皮质激素作用于肾上腺皮质，产生肾上腺素促进皮脂分泌；通过卵泡刺激素作用于性腺产生性激素，分泌雄激素和雌激素。PCOS患者过度地分泌雄激素，发生高雄激素血症，使皮脂分泌增加，最主要的表现是患者头面部油脂过多，毛孔增大，鼻唇沟两侧皮肤潮红、油腻，头皮鳞屑多、头皮痒，胸、背部油脂分泌也增多。PCOS患者中有40%为皮肤油腻，另有35.3%表现为毛孔粗大[8]。

（5）男性化表现。男性化表现也与雄激素升高有关。患者血浆中雄激素水平很高，雌激素水平相对较低。因此，皮肤结构接近男性皮肤，主要是皮肤油腻、毛孔粗大、皮肤粗糙，而且多毛。后背及四肢伸侧皮肤毛囊口有角质小棘，严重者呈毛发苔藓样，也可伴发毛囊炎。外生殖器的异常表现为男性型阴毛分布、阴蒂肥大、乳腺萎缩、声音低沉等。声带肌肉较发达，主要表现为说话声音低沉、粗涩，缺乏女性细声、柔和的声调等。

（6）高雄激素血症。高雄激素血症主要为总睾酮（T）、游离睾酮（F-TESTO）及脱氢表雄酮（DHA）、硫酸脱氢表雄酮（DHEA-s）、雄烯二酮（androstenedione，AND）等不同程度的升高。有学者在临床中发现，部分PCOS患者具有明显的高雄激素表现，但血清T水平并未升高，血清T尚不能准确反映患者真实的高雄状态。AND 是卵巢及肾上腺皮质合成 T 的中间产物，是血清 T 的直接前体，60% 的 T 由其转化而来。血清 AND 浓度是睾酮的10倍，在多毛症患者中，血清 AND 升高早于血清睾酮。有研究表明，9% 的 PCOS 患者表现为单纯血清 AND 升高，因此，AND 有望成为诊断和评估高雄激素血症的优选指标。有学者认为，血清 AND 与胰岛素敏感指数呈负相关，与 TG、HDL 等脂代谢指标无相关性；但也有文献报道，AND 升高会导致 HOMA-β 及 HDL 值下降。有学者进一步分析发现，在 PCOS 患者中，高 AND 较不伴有高 AND 女性更易发生肥胖、脂代谢异常和胰岛素抵抗，且各指标异常程度更严重。在临床上，雄激素水平易受体重指数、年龄甚至某些药物的影响，且各地的诊断标准尚未完全统一，目前以高雄激素临床表现结合血清雄激素测定为标准。有报道显示，中国 PCOS 女性中高雄激素的发生率为88%。2005年济南地区检出 PCOS 中高睾酮血症占57.65%，临床高雄激素占38.8%[5]。

3. 卵巢多囊样改变

按照2003年鹿特丹诊断标准，卵巢多囊样改变定义为阴道超声下监测卵巢内有≥12个直径2~9 mm 的小卵泡，即卵巢多囊样改变；和（或）卵巢体积增大（每侧＞10 mL）[卵巢体积（cm）=0.5× 长径 × 横径 × 前后径]。推荐在月经周期或黄体酮撤退性出血的第3~5天经阴道超声检查后诊断。此外，诊断还需除外高雄激素血症的其他原因（如高泌乳素血症、甲状腺疾病、先天性肾上腺皮质增生、库欣综合征、雄激素分泌性肿瘤、外源性雄激素应用等）。研究报道发现，88.89% 的 PCOS 妇女超声扫描卵巢呈多囊样改变，其中90.28% 为双侧多囊样改变，9.72% 为单侧多囊样改变[10]。

4. 肥胖

PCOS 患者肥胖的发生率远高于正常人，其发生率因种族和饮食习惯不同而差异明显。PCOS 的肥胖表现为中心型肥胖（也称腹型肥胖），甚至非肥胖的 PCOS 患者也表现为血管周围或者网膜脂肪分布比例增加。有研究显示，美国、意大利、西班牙 PCOS 患者肥胖的发生率分别为69%、38%、20%。我国有34.1%~43.3%[7] 的 PCOS 患者合并肥胖。而肥胖是诱发胰岛素抵抗的危险因素。肥胖状态下，由于游离脂肪酸增加、脂质沉积、炎症通路的激活、脂肪细胞因子异常分泌、巨噬细胞浸润脂肪、内质网应激及线粒体功能障碍等原因影响胰岛素的效应通路，导致胰岛素抵抗。胰岛素抵抗加重，β 细胞通过增加胰岛素的分泌以维持正常血糖，当其分泌出现失代偿，2型糖尿病的发生率也相应增加。

5. 不孕

不孕是指婚后未避孕，有正常性生活，同居1年而未曾妊娠者。常见的原因有排卵障碍、输卵管因素、子宫因素、宫颈因素、阴道因素、免疫因素等。而 PCOS 患者不孕最主要的原因是排卵障碍，使得患者受孕率降低，且流产率增高[11]。PCOS 在女性不孕中患病率报道不一，有学者对223例女性不孕症患者进行病因分析发现，PCOS 患者占5.83%；另外一项回顾性分析中

2006年5月到10月在湘雅生殖与遗传专科医院门诊就诊的3143例不孕女性中采用鹿特丹标准诊断 PCOS 占女性不孕的12.4%，占排卵功能障碍导致不孕的64.6%。据不完全统计，PCOS 占女性不孕的25.27%，严重降低了女性的生活质量，增加了女性的心理压力[12]。

6. 阻塞性睡眠呼吸暂停综合征（OSA）

OSA 在 PCOS 患者中非常常见，且不能单纯用肥胖解释，胰岛素抵抗较年龄、BMI 或者循环睾酮水平对睡眠中呼吸困难的预测作用更大。还有一些观察性研究报道显示，OSA 与动脉粥样硬化性心血管疾病（ASCVD）的发生和死亡有关。轻中度 OSA 的 CVD 发生风险 OR 为1.77，重度 OSA 的 CVD 发生风险 OR 高达5.65，轻中度 OSA 的 CVD 死亡风险 OR 为1.19，重度 OSA 的 CVD 死亡风险 OR 则达3.98，不同程度的 OSA 治疗后 CVD 发生和死亡风险显著降低。肥胖是 OSA 发生的主要危险因素，高雄激素血症和代谢综合征也是 OSA 发生的危险因素，这些因素在 PCOS 患者中有较高的发生率。报道发现，PCOS 患者睡眠障碍疾病发生率为35%[13]。

7. 抑郁与焦虑

PCOS 患者抑郁与焦虑的发病率也在逐年增加[14]，且与高体重指数和胰岛素抵抗有关。肥胖、多毛、痤疮等影响 PCOS 患者形体，月经失调和不孕则增加患者心理压力，导致了焦虑或抑郁发生。胰岛素抵抗、高雄激素血症、下丘脑 – 垂体 – 肾上腺轴功能改变参与了 PCOS 患者焦虑和抑郁的发生发展。相关 Meta 分析显示[15]，PCOS 患者抑郁症状发生风险增加2.78倍，中重度抑郁发生风险增加3.18倍；焦虑症状发生风险增加4.62倍，中重度焦虑发生风险增加5.55倍；在排除 BMI 影响后，抑郁症状发生率仍然增加2.25倍，焦虑症状发生率增加了5.3倍。由此可见，PCOS 患者的生活质量明显下降。

二、远期并发症

PCOS 除了影响女性的生殖功能外，还会引起糖代谢异常相关疾病、脂代谢异常相关疾病、代谢综合征以及子宫内膜癌等。

（一）糖代谢异常相关疾病

在 PCOS 患者中，糖代谢异常普遍存在，是影响患者近期和远期预后的重要因素，因此尽早发现 PCOS 患者糖代谢异常至关重要。据不完全统计，PCOS 亚洲患者妊娠期糖尿病、糖耐量受损、2型糖尿病的发生率增加5倍，美洲患者增加4倍，欧洲患者增加3倍。

1. 糖耐量受损（IGT）

PCOS 是患者发展为 IGT 的主要危险因素。PCOS 患者中 IGT 发生率约为35%，患者空腹血糖基本均在正常范围，以餐后血糖升高为主，故推荐行葡萄糖耐量试验（OGTT）检查，以免使部分患者漏诊。肝脏对胰岛素敏感性强，可抑制肝糖原输出和基础状态下胰岛素的分泌，从而维持正常的空腹血糖（FPG）。FPG 升高，提示胰岛细胞功能存在异常。IGT 是2型糖尿病（T2DM）发生前的一个重要临床阶段，其发生糖尿病并发症、心脑血管疾病及其他死亡的危险显著增加[16]。在 IGT 阶段进行生活方式干预或药物干预可以有效延缓进展为 T2DM 且减少并发症的发生。

2. 胰岛素抵抗（IR）

IR 指机体对胰岛素的反应降低，导致胰岛素分泌升高，以维持内环境平衡与正常血糖浓度，常继发高胰岛素血症。IR 是 PCOS 患者的临床特征之一，也是其重要发病机制。IR 在 PCOS 的发病中发挥着重要作用，是 PCOS 患者发生糖代谢异常的主要原因，有50%~70% 的 PCOS 患者存在 IR。肥胖型 PCOS 患者 IR 的发生率高达75%，非肥胖型 PCOS 患者约为30%。而 IR 最突出的皮肤表现为黑棘皮病，又名黑角化病，是指以皮肤颜色加深和乳头状或天鹅绒样增生为特征的一种少见的皮肤病，多见于肥胖型 PCOS 患者。

3. 2型糖尿病（T2DM）

研究显示，PCOS 患者中有7.5%~10% 患有 T2DM，其中 PCOS 患者患有 T2DM 的风险较正常人群高5~10倍。同时伴有肥胖的患者发生糖代谢异常的风险更高，且糖耐量受损的 PCOS 患者发展为 T2DM 的风险较无糖耐量受损者高3倍。另有报道显示，PCOS 妇女中有24.5% 发生了糖代谢异常，明显高于正常人群，成人 PCOS 女性患者中 T2DM 发生率为

26.6%，青春期PCOS患者发生率为12.9%，成人女性明显高于青春期女性。围绝经期T2DM的发生率为13%，明显高于正常健康妇女（2%）[17]。另外，PCOS发生妊娠期糖尿病的风险可能是一般人群的10倍，发生IR相关的妊娠并发症风险（如自然流产）可能是一般人群的3~5倍，妊娠后也存在糖代谢持续受损的风险。

4. 高胰岛素血症（HI）

约一半的PCOS患者有代偿性HI。机体对葡萄糖摄取和利用率降低，为了保持血糖平衡而正反馈使其胰岛β细胞分泌大量的胰岛素来降低血糖，形成了HI。过多脂肪酸影响肝脏糖代谢过程并抑制肝脏对胰岛素的灭活，又抑制胰岛素受体酪氨酸激酶活性，使血液中胰岛素水平增高。研究发现，PCOS患者中存在胰岛素抵抗和高胰岛素血症的患者达40%~60%，且高胰岛素血症使PCOS妇女发生妊娠糖尿病的风险大约是非PCOS妇女的3倍。

（二）脂代谢异常相关疾病

PCOS临床表现呈高度异质性，不同地区、种族的患者在脂代谢障碍方面均表现出个体差异。PCOS患者的脂代谢异常一般表现为甘油三酯升高、低密度脂蛋白水平升高、高密度脂蛋白水平降低，尤其是肥胖合并高雄激素血症的PCOS患者，脂代谢异常更加明显。有学者分析了18~37岁PCOS患者的临床资料发现，血脂异常发生率为24.7%，青春期PCOS患者同样存在脂代谢异常，发生率为22.7%，其中均以高密度脂蛋白的降低及甘油三酯的升高为主。

1. 肥胖

肥胖是PCOS与代谢综合征（MS）患者脂代谢紊乱的中心环节。肥胖为体重指数≥25kg/m^2，有资料统计，超过一半的PCOS女性肥胖，且呈腹型肥胖（腰围/臀围≥0.8）。高达57.6%的PCOS患者患有非酒精性脂肪肝。肥胖还是PCOS女性出现代谢紊乱的主要原因，即使没有明显的肥胖，也有优先沉积在腹内的脂肪，从而导致PCOS女性出现胰岛功能受损、IR以及高雄激素血症。土耳其的一项研究表明，BMI可能是PCOS患者发生代谢异常的主要原因。另一些临床研究认为IR可促进PCOS患者肥胖，PCOS患者体内脂肪酸增加较非IR的PCOS妇女体内的脂肪酸增加更明显，表示PCOS患者发生IR时与脂质增加呈正相关。肥胖型PCOS患者发生HI和T2DM的风险高于非肥胖型，提示肥胖加重了IR及HI，表明糖脂代谢紊乱互为因果。而雄激素可在外周组织中芳香化为雌酮（E1）、雌二醇（E2），使雌激素水平升高，并在脂肪组织中雌激素受体介导下，促进脂肪生长。肥胖者流产、妊娠期糖尿病、子痫前期、巨大儿、围产期病发生率增高，子代肥胖和代谢异常风险增加。超重及肥胖与焦虑、抑郁、生活质量低下、自卑、心理压力增大等也有关联。

2. 血脂异常

腹部脂肪在体内各种酶的作用下水解为脂肪酸，而大量脂肪酸不能转化为酮体而是经门脉系统进入肝脏中，合成血中增多的甘油三酯（TG），也使脂蛋白脂肪酶的活性增强，总胆固醇（TC）、低密度脂蛋白胆固醇（LDL-C）的含量增多，高密度脂蛋白胆固醇（HDL-C）减少。有不少学者提出尿酸可能对血脂异常及心血管疾病有影响。日本一项研究显示，体内尿酸较高的女性患血脂异常、心血管疾病以及 MS 的机率均较高。也有学者提出尿酸可能在评估 PCOS 代谢紊乱及预测远期心血管疾病方面有重要意义。据不完全统计，PCOS 患者非酒精性脂肪肝发生率高达30.7%，远高于对照人群的17.5%。有 Meta 分析发现，PCOS 患者非酒精性脂肪肝发生率增加近3倍。英国有一份大样本分析显示，PCOS 患者非酒精性脂肪肝的发生率是非 PCOS 人群的2.23倍，对 BMI 分层配对后发现，同层级的 BMI 人群中，PCOS 患者发生率均高于非 PCOS 人群，分析提示 PCOS 患者较高的发生率与睾丸酮水平升高有关。

3. 心血管疾病（CVD）

肥胖、吸烟、高血压、血脂异常等均是 CVD 发生的危险因素，MS、T2DM 以及确诊的血管疾病或肾脏疾病等患者的 CVD 发生风险度更高。PCOS 增加 IGT 和 T2DM 的发生率，且这些患者中肥胖比例较高，均增加 CVD 发生风险，但 PCOS 长时间的雌激素作用下对部分血脂成分的良性影响又将降低 CVD 发生风险。因此，PCOS 是否为 CVD 发生的独立风险因素，迄今尚未取得一致性结论。2018年国际 PCOS 诊治循证指南检索到的 PCOS 与 CVD 关联研究中，PCOS 患者心肌梗死、中风、冠心病、大血管疾病、心绞痛、冠状动脉硬化和CVD相关的死亡率等比较，差异均无统计学意义，但PCOS患者CVD发生率较对照人群呈增高趋势，这是因为机体长期在高TG、TC、LDL和低HDL的环境下，血管内皮持续受损，CVD风险增加[18]。

（三）代谢综合征（MS）

MS是指人体的蛋白质、脂肪、碳水化合物等物质发生代谢紊乱的病理状态，是一组复杂的代谢紊乱症候群，是导致糖尿病、心脑血管疾病的危险因素。对于MS的诊断，临床常采用2005年国际糖尿病联盟颁布的诊断依据，即中心性肥胖（采用同一种族个体的腰围值界定）且同时具备下列4项因素中的任意2项可确诊为MS：①甘油三酯（TG）≥1.7 mmol/L，或已接受针对此脂质异常的治疗；②血清高密度脂蛋白胆固醇（HDL-C）<1.3 mmol/L（对于女性），或已接受针对脂质异常的治疗；③血压≥130/80 mmHg，或已被确诊为高血压并接受治疗者；④空腹血糖值≥5.6 mmol/L，或已被确诊为糖尿病者。MS临床最主要的表现为中心性肥胖，而中心性肥胖是PCOS和MS的2个主要特点，因此PCOS和MS之间相互联系、相互影响。

PCOS患者的MS发病率相对较高，而MS女性患者又常表现为PCOS的生殖内分泌特征，因此PCOS和MS在预防和治疗方面具有相似性，二者均是导致2型糖尿病和心血管疾病的高危因素，是育龄期女性最常见的内分泌疾病。存在MS危险因素但尚未诊断为MS的PCOS患者，常表现为动脉粥样硬化性血脂谱，即总胆固醇（TC）和低密度脂蛋白胆固醇（LDL-C）升高，高密度脂蛋白胆固醇（HDL-C）降低及高密度脂蛋白微粒体积减小。此外，无MS危险因素存在的PCOS患者，亦可存在发生心血管疾病的危险因素，如纤溶酶原激活物抑制因子-1（PAI-1）水平较高，单核细胞反应氧簇（ROS）生成增加，糖基化终末产物水平增高和慢性低度炎症等。PCOS与MS常共存，但二者既不互为因果，也不独立存在。MS、高雄激素血症和高胰岛素血症既不是PCOS形成的充分条件，也非必要条件，因此，肥胖女性可表现为月经规律和雄激素水平正常。PCOS患者雄激素过多是由卵巢卵泡膜细胞类固醇激素生成缺陷所致，而非卵巢外的其他因素；若不存在这种缺陷的卵巢外因素，则不能诱导卵泡膜细胞产生过多雄激素。内脏脂肪组织过多与雄激素增加有关。17β-羟基类固醇脱氢酶过度活化，将雄烯二酮转化为睾酮，睾酮在5α-还原酶作用下转化为双氢睾酮。高雄激素血症可加重中心性肥胖和外周的IR，导致内分泌调节紊乱而形成MS。综上所述，PCOS与MS二者关系密切，IR和肥胖是导致二者发生、发展的重要病理因素。

PCOS患者MS的发病率达到22.5%，显著高于国内成年健康女性MS发病率。不仅如此，国外有一项调查研究显示[19]，将PCOS患者按照年龄分为19~25岁组及≥25岁组，PCOS患者MS的发病率分别为12.97%及33.33%，差异具有统计学意义；

而国内一项MS流行病学调查提示[20]，45岁以下及45岁以上两组成年女性MS的发病率分别为18.6%及7.4%。这表明PCOS患者MS的发病率显著升高，而且发病呈年轻化趋势。因此，在PCOS患者中早期筛查MS的发病情况，对糖尿病、心血管疾病等远期并发症的防治意义重大。不仅如此，肥胖及IR显著增加了PCOS患者MS的发生，这提示我们要将控制体重作为防治PCOS患者MS的重要手段。

（四）子宫内膜癌（EC）

EC是发生于子宫内膜的一组上皮性恶性肿瘤，好发于围绝经期和绝经后女性，患者早期无明显症状，一旦出现，最常见的症状就是阴道不规则出血，伴随着阴道少量分泌物、下腹部疼痛等。EC是最常见的女性生殖系统肿瘤之一，并且是导致死亡的常见妇科恶性肿瘤（仅次于卵巢癌和宫颈癌）。其发病与生活方式密切相关，发病率在各地区有差异。在北美和欧洲的发生率仅次于乳腺癌、肺癌、结直肠肿瘤，高居女性生殖系统癌症的首位。在我国，随着社会的发展和经济条件的改善，EC的发病率亦逐年升高，目前仅次于宫颈癌，居女性生殖系统恶性肿瘤的第二位。《子宫内膜癌筛查规范建议》[21]指出，PCOS患者属于EC风险增加人群，相对危险度达123，超过T2DM等危险因素。PCOS患者EC风险升高的原因主要有以下几个方面。

1. 排卵障碍

PCOS患者因长期不排卵或卵泡发育障碍导致无黄素化，

使子宫内膜不能发生正常的周期性改变而呈不同程度的增生、不典型增生，甚至发生癌变。研究显示，PCOS 中无排卵型子宫内膜占97%，内膜增生的发生率为41%，其中15% 发生不典型增生，6% 发生 EC，说明 PCOS 持续无排卵导致雌激素持续作用是子宫内膜异常增生的主要原因[22]。

2.IR−HI

50%~70% 的 PCOS 患者存在胰岛素抵抗，可能与其 EC 发生风险密切相关。胰岛素除了在代谢中起重要作用，还可抑制细胞凋亡及促进细胞增殖，胰岛素样生长因子在 EC 患者的内膜组织中大量表达，激活下游信号通路，诱导内膜增生，促进 EC 细胞生长。研究发现，伴有胰岛素抵抗的 PCOS 患者子宫

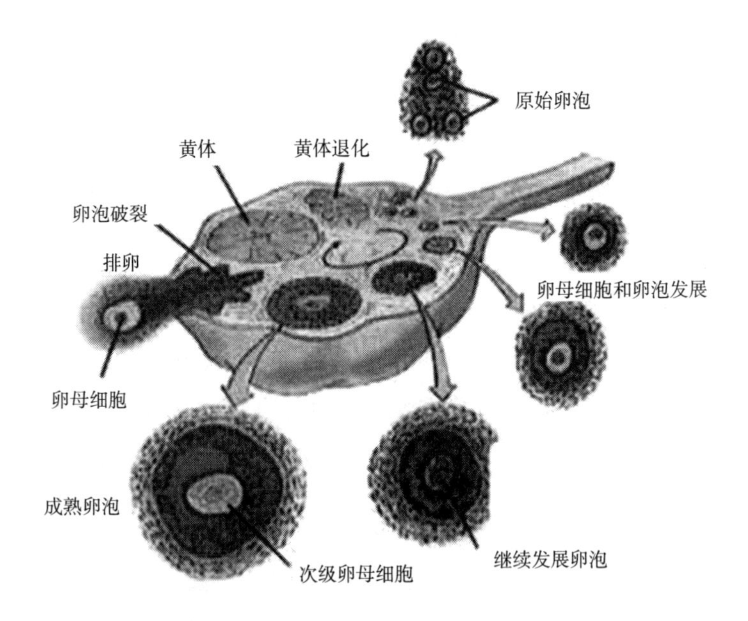

图3−1 排卵障碍

内膜中性激素结合球蛋白水平下降，导致雌激素活性增强，促进子宫内膜增生。此外，当 PCOS 患者出现血糖异常后，EC 的风险将继续升高。一项大型研究跟踪随访36761例女性15年，发现糖尿病患者的 EC 风险是对照组的3.84倍[23]。

3. 肥胖

PCOS 患者多伴有肥胖，而肥胖与 EC 之间存在明确的相关性。有研究分析，肥胖者发生 EC 的风险是体重指数正常者的2.65倍，对于重度肥胖者，该值高达4.66倍[24]。肥胖导致 EC 的机制可能为脂肪组织中芳香化酶可将雄烯二酮转化为雌酮，脂肪过多增加了雌激素的储存，且性激素结合球蛋白水平降低，减慢雌激素代谢。

PCOS 被认为与多种肿瘤的发生风险升高有关，其中最早且最多报道的相关肿瘤即 EC。早在1949年就已经有学者发现了 PCOS 患者 EC 发生率增高，发病年龄提前。70年来的观察报道均证实 PCOS 患者Ⅰ型 EC 发生率增加了2~6倍[22]。研究结果显示，PCOS 患者患 EC 的可能性是其他女性的3倍。一项大型荟萃分析研究了919例 PCOS 女性与72054例非 PCOS 女性，发现 PCOS 女性患 EC 的风险显著高于非 PCOS 女性。无排卵导致的雌激素作用于子宫内膜时间过长，孕激素抵抗等是 PCOS 患者 EC 发生的主要机制；肥胖、不孕、T2DM、MS 是 PCOS 患者发生 EC 的协同危险因素。综上，PCOS 与 EC 的发生、发展关系密切。

参考文献

[1] 左莉，傅亚均．多囊卵巢综合征病因及治疗进展 [J]. 重庆医学，2018，47（9）：1247–1250.

[2] 谈勇．中医妇科学 [M].4版．北京：中国中医药出版社，2016：246.

[3] 陈子江，刘嘉茵．多囊卵巢综合征：基础与临床 [M]. 北京：人民卫生出版社，2018：568.

[4] DIAMANTI–KANDARAKIS E，KOULI CR，BERGIELE AT，et al. A survey of the polycystic ovary syndrome in the Greek island of Lesbos：hormonal and metabolic profile[J].The Journal of Clinical Endocrinology and Metabolism，1999，84（11）：4006–4611.

[5] 陈子江，赵君利，周凤荣，等．济南市汉族育龄妇女 PCOS 患病状况的初步调查 [J]. 现代妇产科进展，2005（6）：442–444.

[6] PANIDIS D，TZIOMALOS K，PAPAOAKIS E，et al. Infertility treatment in polycystic ovary syndrome：lifestyle interventions，medications and surgery[J].Frontiers of Hormone Research，2013，40：128–141.

[7] 袁莹莹，赵君利．多囊卵巢综合征流行病学特点 [J]. 中国实用妇科与产科杂志，2019，35（3）：261–264.

[8] 赵君利，陈子江，赵力新，等．汉族育龄多囊卵巢综合征患者

的临床特征及分析 [J]. 中华妇产科杂志，2006，41（6）：375-379.

[9] ZHAO X，NI R，LI L，et al. Defining hirsutism in Chinese women：a cross-sectional study[J]. Fertil Steril，2011，96（3）：792-796.

[10] 郝翠芳 . 山东汉族育龄妇女 PCOS 发病和临床特点的相关性研究 [D]. 山东大学，2006.

[11] 郭美运，姜晨蕾，张红娜 . 女性不孕患者多囊卵巢综合征患病率及临床特征的研究 [J]. 实用妇科内分泌杂志：电子版，2018，5（23）：26-30.

[12] 李刚 . 中西医结合治疗多囊卵巢综合征不孕不育的价值分析 [J]. 当代医学，2020，26（27）：176-178.

[13] 陶弢，王丽华 . 多囊卵巢综合征诊治内分泌专家共识 [J]. 中华内分泌代谢杂志，2018，34（1）：1-7.

[14] DAMONE AL，JOHAM AE，LOXTON D，et al. Depression，anxiety and perceived stress in women with and without PCOS：a community-based study[J].Psychological Medicine，2018，49（9）：1510-1520.

[15] 谭秋晓，曾静，李荔 . 多囊卵巢综合征与焦虑症或抑郁症共病的研究进展 [J]. 实用医学杂志，2018，34（23）：3841-3845.

[16] 艾梅，鲁燕，王艾丽，等 . 某高校女生月经及青春期多囊卵巢综合征调查 [J]. 中国妇幼保健，2013，28（20）：3327-3330.

[17] 潘萍，杨冬梓 . 稀发排卵和无排卵的远期并发症 [J]. 中国计划

生育和妇产科，2014，6（3）：11–15.

[18] 董斯睿，郭广玲，校林姣，等．多囊卵巢综合征与心血管疾病风险相关性的 Meta 分析 [J]. 中国循证心血管医学杂志，2018，10（6）：651–660.

[19] 韩曦，王宝玲，罗莉，等．多囊卵巢综合征患者代谢综合征的发病情况 [J]. 陕西医学杂志，2015，44（2）：170–172.

[20] 王玮．多囊卵巢综合征合并代谢综合征患者的临床特征分析及脂质蓄积指数的诊断价值探讨 [D]. 广州医科大学，2017.

[21] 俞梅，向阳，马晓欣，等．子宫内膜癌筛查规范建议 [J]. 中华妇产科杂志，2020（5）：307–311.

[22] 杜娟，阮祥燕．多囊卵巢综合征与子宫内膜癌 [J]. 中国临床医生杂志，2021，49（1）：11–13.

[23] LINDEMANN K, VATTEN LJ, ELLSTRØM–ENGH M, et al. Body mass，diabetes and smoking，and endometrial cancer risk : a follow–up study[J]. British Journal of Cancer，2008，98（9）: 1582–1585.

[24] ARSDALE AV, MILLER DT, KUO DY，et al. Association of obesity with survival in patients with endometrial cancer[J]. Gynecologic Oncology，2019，154（1）: 156–162.

第四章　多囊卵巢综合征的诊断与鉴别诊断

一、青春期多囊卵巢综合征

（一）青春期多囊卵巢综合征的现状

青春期是女性生理和心理的过渡时期，下丘脑－垂体－卵巢轴功能的不稳定导致激素及月经模式的变化，而这些变化与成人 PCOS 的诊断依据重叠。尽管早期诊断青春期 PCOS 可以改善患者远期生殖、代谢、心血管及心理疾病的预后，然而过度诊断也会影响青春期女性的生活质量。由于研究对象的差异及诊断标准的不同，青春期 PCOS 的患病率报道各异，国外报道为5.29%~22.6%，国内报道为5.74%[1]。

（二）青春期多囊卵巢综合征的诊断

由于 PCOS 病因复杂，临床表现存在高度特异性，PCOS 诊断标准存在种族及地域差异，且还在不断演变。此外，由于 PCOS 的常见症状与正常青春期表现重叠，青春期 PCOS 的临床表现也具有一定的特异性。因此，制定合理的青春期 PCOS

诊断标准既能防止诊断不足或延迟诊断，又能避免过度诊断。2012年《青春期PCOS诊断共识》、2016年《青春期多囊卵巢综合征诊治共识》[2]以及2018年《多囊卵巢综合征中国诊疗指南》[3]对青春期PCOS采用的诊断标准均一致，即必须同时满足以下3个指标：①初潮后月经稀发持续至少2年或闭经；②高雄激素临床表现或高雄激素血症；③超声下卵巢多囊样改变表现。同时应排除其他导致雄激素水平升高的病因（如先天性肾上腺皮质增生、库欣综合征、分泌雄激素的肿瘤等）及其他引起排卵障碍的疾病（如高催乳素血症、卵巢早衰或下丘脑－垂体闭经以及甲状腺功能异常等）。

（三）青春期多囊卵巢综合征的主要临床表现

1. 月经异常、月经不规则

月经初潮是青春期女性在成长和发育过程中开始进入性成熟的重要标志。初潮后2年内，由于无排卵周期发生的频率较高，很多青春期女性都会经历不同程度的月经异常。尤其是初潮后第1年内，月经周期不规律十分常见。但初潮2年以后，月经不规律的女性大部分是无排卵的。青春期PCOS排卵障碍所致的月经异常可表现为原发性闭经、继发性闭经、月经稀发及异常子宫出血。青春期女性如果出现以下任何1种情况可考虑月经周期异常：①初潮后1~3年，月经周期＜21天或＞45天；②初潮3年后，月经周期＜21天或＞45天，或＜8个周期/年；③初潮1年后，任一月经周期＞90天；④年龄＞15岁的原发闭经或乳房开始发育后3年仍无月经来潮。国外研究指出，异常子宫出血是青春期少女 PCOS 最常见的病因，其发生率高达33%[5]。无论初潮后多久，无排卵引起的持续异常子宫出血均应该引起重视。青春期女性月经异常的情况并不少见，因而常被认为是一种正常的生理过渡现象而不积极就医。若青春期少女月经来潮2年后尚未建立规律的月经周期，或出现持续的异常子宫出血，均应进一步检查排除青春期 PCOS 或其他病因，以免贻误治疗。

2. 高雄激素的临床表现或高雄激素血症

目前关于青春期高雄激素的临床标准尚未完全统一。青春期女性多毛、中重度痤疮仍被认为是高雄激素的临床表现。由于青春期女性内分泌水平的特殊性，在月经初潮后的一段时间内仅出现轻度多毛并非病理现象。高雄激素的主要临床表现为多毛，特别是男性型黑粗毛，但存在种族差异，汉族人群常见于上唇、下腹部、大腿内侧等，乳晕、脐部周围可见粗毛也可诊断为多毛。多毛的评估仍采用改良的 Ferriman-Gallwey（mF-G）评分。国外研究发现青春期女性 mF-G 评分与血清中雄激素水平呈正相关。青春期痤疮多为粉刺性痤疮，中重度的感染性痤疮少见。脱发在青春期女性中少见，很少作为高雄激素的诊断标准。药物治疗后会掩盖高雄激素的临床表现，故应在初始治疗前对高雄激素的临床表现进行评估。初潮后不久，女性雄激素水平会升高达峰，接近成人水平。

对于青春期 PCOS 患者，通过检测血清总睾酮和（或）游离睾酮水平判断是否存在高雄激素血症。目前用来评估测定青春期高雄激素血症有效方法的研究很少。高质量测定方法，如液相色谱－质谱法和萃取/色谱免疫分析法可用来测定 PCOS 患者总睾酮或游离睾酮，获得最准确的结果。如果血清总睾酮或游离睾酮水平正常，可进一步测定雄烯二酮及硫酸脱氢表雄酮。

3. 肥胖及胰岛素抵抗

流行病学显示，肥胖的青春期女性 PCOS 发病率明显高于正常体重者。超重是 PCOS 患者脂质代谢异常的独立危险因素，中心性肥胖与严重的代谢紊乱密切相关。青春期 PCOS 患者超重及肥胖状态加重了其代谢异常，可导致 MS、IR 及 T2DM。IR 及 HI 是 PCOS 患者重要的病理生理特征之一，是 MS 的中心环节。有 Meta 分析结果显示，青春期 PCOS 患者与健康对照组相比，MS 的发病风险增加。尽管青春期女性肥胖和胰岛素抵抗与 PCOS 相关，并能加重高雄激素及代谢异常，但肥胖和胰岛素抵抗并不能作为青春期 PCOS 的诊断标准。如果临床上遇到青春期女性伴有肥胖、代谢综合征或胰岛素抵抗表现，应考虑 PCOS 的可能性。

4. 超声下卵巢多囊样改变

卵巢多囊样改变并非 PCOS 患者所特有的超声图像特征，可见于口服避孕药后、闭经等情况。进入青春期后，女性卵巢体积逐渐增大，在16岁前达到最大体积，此后保持稳定或逐渐缩小。研究显示[6]，卵巢多囊样改变可见于30%~40% 正常青春期女孩，所以青春期女性发现卵巢多囊样改变并不能有效预测

PCOS 的发生。成人卵巢多囊样改变的标准对青春期女性来说可能并不可靠。国外研究建议将单侧卵巢体积＞12 cm^3作为青春期卵巢多囊样改变的标准。目前国内尚缺乏相关的研究报道。

5. 情绪障碍

相关研究表明，青春期 PCOS 患者更容易发生心理疾病，尤其是抑郁、焦虑和社交恐惧的患病率较正常人高。青春期不仅是女性生理发育的过渡期，也是女性心理发育的过渡期。青春期 PCOS 不仅影响患者的身体健康，还会导致患者发生情绪障碍。青春期 PCOS 患者多毛、痤疮及肥胖体形等负面形象容易使患者感觉自卑，月经异常会导致患者产生焦虑、烦躁等消极情绪；而这些负面心理因素又会引起暴饮暴食、酗酒等不良生活习惯，使临床症状进一步恶化。国内研究结果显示，青春期 PCOS 患者 SCL−90评分中强迫症状、人际关系敏感、抑郁、焦虑、恐怖等分数均高于对照组。国外研究亦表明，青春期 PCOS 患者中重度焦虑及抑郁的发生率较高，建议诊断青春期 PCOS 时应对患者的情绪障碍进行常规筛查。

（四）结语

对于患有 PCOS 的青少年来说，青春期本应该是美好花季年华，却因此承受了巨大的生理及心理负担。对于青春期 PCOS，应进行早期诊断和个体化治疗，通过药物和非药物治疗有效改善患者的临床症状，使她们保持积极向上的健康心态面对生活与学习。

二、育龄期多囊卵巢综合征

（一）育龄期多囊卵巢综合征的现状

据统计[7]，各国报道的育龄女性 PCOS 的患病率为5%~10%。按照鹿特丹标准，2005年山东济南某区1027名、烟台地区1125名育龄妇女的分层整群随机抽样调查显示，PCOS 患病率分别为6.46%、7.2%；2008年天津地区调查结果显示，育龄期妇女 PCOS 患病率为7.05%，辽宁地区为8.25%，深圳为7.92%；2014年报道新疆维吾尔族 PCOS 患病率为5.08%，汉族为5.12%；2016年报道韶关地区 PCOS 患病率为5.3%；2010年报道广东省 PCOS 患病率为4%（NIH 标准）及11.5%（鹿特丹标准）。2013年对我国10省市包含16 886名社区育龄期妇女的流行病学调查结果显示，PCOS 患病率为5.61%。2014年报道成都地区 PCOS 患病率为7.1%（NIH 标准）、11.2%（鹿特丹标准）和7.4%（AES 标准）。由此可见，PCOS 严重影响了育龄期女性的生活。

（二）育龄期多囊卵巢综合征的诊断

PCOS 临床表现具有高度异质性，不仅严重影响育龄期女性的生殖功能，而且容易合并代谢相关疾病、心血管疾病影响远期健康，雌激素依赖的肿瘤发生率也增高。早期诊断识别 PCOS 并给予规范的治疗显得尤为重要。然而 PCOS 的病因尚未明确，诊断标准和治疗方案不尽统一。目前，国际上先后提出了3个诊断共识，分别是1990年美国国立卫生研究院（NIH）提出的NIH标准，2003年欧洲人类生殖和胚胎学学会（ESHRE）和美国生殖医学会（ASRM）提出的鹿特丹标准，2006年美国雄激素过多学会（AES）提出的AES标准。随着数据的积累，2018年ESHRE、ASRM发布了PCOS评估和管理的国际循证医学指南，美国妇产科医师学会（ACOG）发布实践简报更新了PCOS的诊治管理建议，同年中国中华医学会妇产科学分会内分泌学组也结合循证医学证据和国内人群特点制定了中国PCOS诊疗指南。

1. NIH标准[8]

1990年美国NIH第一次对PCOS的诊断做出定义。NIH认为PCOS的诊断需满足以下条件：①高雄激素的临床表现和（或）高雄激素血症；②稀发排卵或无排卵；③排除其他引起排卵障碍或高雄激素的疾病，如高泌乳素血症、甲状腺疾病、库欣综合征、先天性肾上腺皮质增生等。NIH标准中，高雄激素临床、生化表现和排卵障碍是必需诊断要求，而不涉及卵巢的多囊样改变；此外，该诊断标准没有对每一项诊断指标做出明确的解释。虽然存在争议，在鹿特丹标准出现以前，NIH标准作为第一个PCOS公开的诊断标准，在当时仍是被广泛应用的。

2. 鹿特丹标准[9]

2003年ESHRE/ASRM发起的鹿特丹PCOS专题会议对PCOS诊断标准重新定义，并制定了PCOS鹿特丹标准：①稀发排卵或无排卵；②高雄激素血症和（或）高雄激素的临床表现；③卵巢多囊样表现。上述3条中符合2条，并排除其他高雄激素病因以及其他引起排卵障碍的疾病。鹿特丹标准建立在NIH标准提出后，对PCOS患者的临床特征总结之上。鹿特丹标准将卵巢多囊样改变这一指标纳入诊断标准，是对NIH标准的补充。同时，鹿特丹标准也对高雄激素临床表现和卵巢形态学表现进行了比较详细的解释。也有学者认为，该诊断标准可能将一部分表型温和的女性纳入诊断，增加了PCOS的发病率，并使其治疗复杂化。鹿特丹标准仍是排除性诊断，任何导致排卵障碍或高雄激素生化、临床表现的其他疾病均应被排除。然而鹿特丹标准仅仅只是针对育龄期女性而言，并未对青春期、围绝经期和绝经后的PCOS诊断达成共识。

3.AES标准

2006年美国雄激素学会通过对已发表的文献[10]进行系统回顾，认为PCOS应该是一种雄激素过多性疾病，如果没有雄激素过多，即使有排卵障碍和卵巢形态学改变，都不能诊断为PCOS。故AES诊断标准为：①多毛和（或）高雄激素血症；②稀发排卵或无排卵和（或）卵巢多囊样改变；③排除其他相关疾病。该标准强调了高雄激素血症或临床表现是必需诊断标准，与NIH标准相比更加宽松，与鹿特丹标准相比则有一定限制。尽管如此，鹿特丹标准的使用仍更加广泛。

4. 中国诊断标准

根据中国人的疾病特征以及中国相关PCOS的流行病学调

查资料，NIH标准、鹿特丹标准及AES标准等对中国临床的PCOS患者来说并不完全适用。2018年，中华医学会妇产科学分会内分泌学组及指南专家组结合我国患者情况、临床研究和诊疗经验，制定了《多囊卵巢综合征中国诊疗指南》，把月经稀发或闭经或不规则出血作为诊断的必需条件，其余符合鹿特丹经典标准中的1项，同时还需要排除其他排卵障碍的疾病（如高催乳素血症、低促性腺激素性闭经、卵巢储备功能低下导致的月经紊乱、甲状腺功能异常等）及其他高雄激素疾病（如库欣综合征、卵泡膜细胞增生症、先天性肾上腺皮质增生、分泌雄激素的肿瘤等），才能诊断为多囊卵巢综合征。也就是说，多囊卵巢综合征的诊断是排除诊断。

（三）育龄期多囊卵巢综合征的主要临床表现

1. 月经紊乱

PCOS导致患者无排卵或稀发排卵，约70% PCOS患者伴有月经紊乱，主要的临床表现为闭经、月经稀发和异常子宫出血，占月经异常妇女的70%~80%，占继发性闭经的30%，占无排卵型功能失调性子宫出血的85%。由于PCOS患者排卵功能障碍，缺乏周期性孕激素分泌，子宫内膜长期处于单纯高雌激素刺激下，内膜持续增生，易发生子宫内膜单纯性增生、异常性增生，甚至子宫内膜非典型增生和子宫内膜癌。

2. 高雄激素相关临床表现

（1）多毛。毛发的多少和分布因性别和种族的不同而有差异，多毛是雄激素增高的重要表现之一，临床上评定多毛的方法很多，其中世界卫生组织推荐的评定方法是Ferriman-Gallwey毛发评分标准。我国PCOS患者多毛现象多不严重，大规模社区人群流调结果显示mFG评分＞5分可以诊断为多毛。

（2）痤疮。成年女性痤疮，伴有皮肤粗糙、毛孔粗大，与青春期痤疮不同，具有症状重、持续时间长、顽固难愈、治疗反应差的特点。

（3）脱发。PCOS患者20岁左右即开始脱发。主要发生在头顶部，向前可延伸到前头部（但不侵犯发际线），向后可延伸到后头部（但不侵犯后枕部），只是头顶部毛发弥散性稀少、脱落，它既不侵犯发际线，也不会导致光头。

（4）皮脂溢出。PCOS产生过量的雄激素，发生高雄激素血症，使皮脂分泌增加，导致患者头面部油脂过多，毛孔增大，鼻唇沟两侧皮肤稍发红、油腻，头皮鳞屑多、头皮痒，胸、背部油脂分泌也增多。

（5）男性化表现。主要表现为有男性型阴毛分布，一般不出现明显男性化表现，如阴蒂肥大、乳腺萎缩、声音低沉及其他外生殖器发育异常。PCOS患者如有典型男性化表现应注意鉴别先天性肾上腺皮质增生、肾上腺肿瘤及分泌雄激素的肿瘤等。

3. 卵巢多囊样改变

对PCOS的超声诊断标准虽然进行了大量的研究，但仍众说纷纭，加上人种的差异，其诊断标准的统一更加困难。2003

年鹿特丹的PCOS超声标准是单侧或双侧卵巢内卵泡≥12个，直径在2~9 mm，和（或）卵巢体积（长 × 宽 × 厚 /2）>10 mL。卵巢多囊样改变并非PCOS患者所特有的超声图像特征，可见于20%~30%的正常育龄期妇女。

4. 其他

（1）肥胖。肥胖占PCOS患者的30%~60%，其发生率因种族和饮食习惯不同而不同。在美国，50%的PCOS妇女存在超重或肥胖，而其他国家的报道中肥胖型PCOS相对要少得多。PCOS的肥胖表现为向心性肥胖（也称腹型肥胖），甚至非肥胖的PCOS患者也表现为血管周围或网膜脂肪分布比例增加。

（2）不孕。排卵功能障碍使PCOS患者受孕率降低，且流产率增高，但PCOS患者的流产率是否增高或流产是否为超重的结果目前还不清楚。

（3）阻塞性睡眠窒息。这种问题在PCOS患者中常见，且不能单纯用肥胖解释，胰岛素抵抗较年龄、BMI或循环睾酮水平对睡眠中呼吸困难的预测作用更大。

（4）抑郁。PCOS患者抑郁发病率增高，且与高体脂指数和胰岛素抵抗有关，患者生活质量和性满意度明显下降。

（四）结语

育龄期PCOS病因及发病机制目前依旧不明确，临床表现多样，该疾病严重影响了育龄期女性生育力以及家庭关系。各国PCOS诊断标准尚不完全一致，应该遵循各国家地区情况及医生临床经验而制定诊断标准。随着循证医学证据的完善和相关研究的进行，PCOS的诊断及治疗也将日趋完善，这将会极大地改善PCOS育龄期女性的生活现状。

三、绝经期多囊卵巢综合征

（一）绝经期多囊卵巢综合征的现状

绝经是以妇女的最后一次月经时间来计算，多数妇女在45~55岁之间自然绝经。绝经可分为自然绝经和人工绝经2种。自然绝经指卵巢内卵泡生理性耗竭所致绝经。人工绝经是指手术切除双侧卵巢或用其他方法停止卵巢功能，如放射治疗和化疗等。绝经期代表了卵巢功能衰退，雌激素分泌枯竭，月经停止，生殖功能终止。一般分3个阶段：绝经前期、绝经期和绝经后期。绝经后由于雌激素突然和明显的缺乏，女性会产生一些不适，表现为心情和情绪的变化，烦躁、易激动、失眠，焦虑、内心不安、抑郁，阵发性脸潮红、潮热、出汗，皮肤干燥、瘙痒，有时皮肤还有蚁爬的感觉，并且皮肤失去弹性，皱纹增多，肌肉逐渐松弛，时有疼痛，易疲劳或乏力、头疼、头晕和血压不稳等，这些症状统一叫作更年期综合征。

有学者统计，PCOS在女性围绝经期时的发病率大约是10%，而其主要表现为代谢综合征、心血管疾病、糖尿病、肥胖以及冠状动脉疾病。有研究认为，代谢综合征的发病率在围绝经期以及绝经期之后都会大幅增高，且处于围绝经期的女性会引起明显的体重增加，与 PCOS 相似的是也以腹型肥胖为主。PCOS 在育龄期主要是排卵功能障碍，而患有 PCOS 的女性随着年龄的增长，月经周期反而会变得规律。另外，健康对照组的女性和患有 PCOS 的女性随着年龄的增长，其卵巢体积与卵泡的数量都会下降。此外，高雄激素血症被认为是 PCOS 的标志，当患有 PCOS 的女性处在围绝经期时，高雄激素血症会得到部分缓解。这种现象可由卵巢和肾上腺老化来解释，在这种机理下，雄性激素分泌下降。然而，还有一些文献报道，患有 PCOS 的患者在经过绝经过渡期之后，仍然存在雄性激素分泌过多的情况，而且这些绝经后的 PCOS 患者的卵巢和肾上腺所分泌的雄性激素水平较不患有 PCOS 的女性还要高。

公开的实验数据表明 [11]，卵巢雄性激素分泌能力增强的同时，会伴随着不利的代谢更换，如葡萄糖耐受性受损和慢性炎症，在患有 PCOS 的围绝经期女性所在的实验组中发现了这些现象，而且在代谢更换完成之后这些症状仍然存在。有人对患有 PCOS 的女性进行了临床研究，证实与其他绝经后的女性相比，患有 PCOS 且绝经后的女性具有更高的心血管疾病、糖尿病、肥胖、代谢综合征以及冠状动脉疾病的发病率。另外一项研究结果表明，在绝经后的女性中，心血管疾病与许多 PCOS 的特征呈正相关，进而可以得出结论，女性若患有 PCOS，绝经后会增加心血管疾病的患病风险。这样的临床观察结果可能预示着 PCOS 患者心血管疾病发病的长期风险和死亡率会增加，并且说明需要对心血管疾病进行完整且具有周期性的评估，以防止未来疾病的发生。但是，有学者在瑞典对绝经后的 PCOS 患者进行了一项小型的前瞻性随访研究，结果表明，由心血管疾病引起的心肌梗死、中风的患病风险或死亡风险在2个实验组的女性中并没有差别。另外，尽管在 PCOS 患者中心血管疾病的发病率更高，但是与正常对照组相比，在21年的随访期中，PCOS 患者的死亡率与对照组相近。这些发现可能会支持这样一种观点：对心血管疾病患病风险的传统认识可能并不完全适用于 PCOS 患者人群，而且需要挖掘新的 PCOS 标志物来更好地对 PCOS 患者进行评估和分层。总之，尽管 PCOS 患者被认为具有更高的心血管疾病患病风险，但是最新的研究表明，PCOS 患者的心血管疾病及其相关疾病的患病风险也许要低于预期。

（二）绝经期多囊卵巢综合征的诊断

围绝经期及绝经期 PCOS 的诊断主要根据育龄期有无月经稀发及高雄激素的表现，目前尚无确切统一的标准。此时期妇女体脂及内脏脂肪可增加，进一步加重 PCOS 相关代谢紊乱。绝经过渡期作为一种生理过程随着年龄的增大逐渐发生，而且它本身与激素和代谢的更换有关，很难将这些正常的生理现象与由 PCOS 引起的异常状况区分开来。根据很多临床观察结果，典型的 PCOS 的表现型为高雄激素血症、排卵过少以及卵巢多囊样改变，随着年龄增长，这些症状会得到改善。这就是能够广泛应用于 PCOS 中的诊断标准并不一定适用于确定围绝经期 PCOS 的原因。

（三）绝经后多囊卵巢综合征的管理

1. 体重管理

2018年《国际循证指南：多囊卵巢综合征的评估与管理》[12]指出，PCOS 患者超重和肥胖患病率高，所有的 PCOS 患者在个人接受的情况下，都应该定期监测体重变化的情况。监测频率至少每6~12个月进行1次，具体由医生与患者商定。由于绝经后 PCOS 肥胖更多地表现为腹型肥胖，因此应同时监测腰围。另外，从青少年时期开始预防体重增加，监测体重，保持健康的生活方式，对 PCOS 患者而言非常重要。

2. 情绪管理

50%~80% PCOS 患者合并肥胖，且多为腹型肥胖，过多的内脏脂肪组织聚集，导致大量炎症因子释放，促使机体处于慢性低度炎症状态。研究表明，抑郁症与慢性低度炎症状态、增高的炎症因子 TNF-α 和 IL-6有密切关系，会影响神经细胞突触间隙的神经递质水平，导致抑郁、焦虑等不健康情绪。另外，不孕不育、多毛、痤疮、肥胖、其他慢性疾病均会降低患者的生活质量，并造成患者的心理负担，使患者处于焦虑、抑郁等状态。资料显示，约50% 的 PCOS 患者存在心理问题。因此，在绝经后 PCOS 的长期管理中应进行焦虑、抑郁症状的筛查，以及时发现是否存在抑郁或焦虑。在绝经后 PCOS 患者的基础治疗中，可以通过规律作息、戒烟戒酒、增加运动等方式，减少应激状态，避免加重情绪异常。同时，减重可以有效帮助绝经后 PCOS 患者建立信心，提高生活质量。家人及朋友的情感支持可以正面引导绝经后 PCOS 患者消解焦虑情绪，改善自我认知。

3. 代谢的管理

PCOS 患者的代谢异常表现为肥胖、糖耐量受损、2型糖尿病、脂代谢异常、非酒精性脂肪肝、高血压、心血管疾病、代谢综合征、阻塞性睡眠呼吸暂停综合征等，如果患者有上述既往史、家族史，应定期进行检查。绝经后的 PCOS 合并糖耐量受损的患者，建议每半年监测糖耐量；若有血脂异常，应每3~6个月复查1次；若有腹型肥胖，或其他高危因素，监测频率应增加。非酒精性脂肪肝需要通过检查血清转氨酶和肝脏的影像学来明确是否并存。B 超检查是脂肪肝影像学诊断的首选。合并代谢综合征、2型糖尿病、血清氨基酸转移酶和（或）CK−18持续增高的非酒精性脂肪肝患者是非酒精性脂肪性肝炎的高危人群，建议采用肝活检组织学检查明确诊断。由于非酒精性脂肪肝与2型糖尿病互为因果，因此非酒精性脂肪肝患者应定期检查空腹血糖。

4. 子宫内膜病变的管理

肥胖、高血压、糖尿病等会增加子宫内膜增生或子宫内膜癌的发生率，合并以上并发症的绝经后 PCOS 患者应注意定期超声监测子宫内膜厚度，内膜厚度≥12 mm 时可考虑采取诊断性刮宫或宫腔镜检查，取子宫内膜进行病理检查。PCOS 患者终身存在内膜增生的风险，应持续治疗、定期随访。研究表明，减重保持≥5年，患者子宫内膜癌发生的风险下降1/4。因此，绝经后 PCOS 患者最重要的基础治疗是生活方式干预，包括控制饮食、增加运动和行为矫正的综合疗法。

5. **饮食干预**

2018年《国际循证指南：多囊卵巢综合征的评估与管理》[12]提出，在采用一般健康饮食原则的同时，应通过饮食干预来减少饮食能量摄入。饮食管理可以与运动和行为疗法结合应用。通过改变饮食来减轻绝经后 PCOS 女性的体重，每天应减少500~750 kcal 的能量摄入。这些建议与普通人的指南一致，即提倡低热量饮食，摄入足够的碳水化合物和蛋白质以及低脂肪。绝经后的 PCOS 患者的饮食建议，包括总体减少热量摄入，降低饮食的血糖升高指数。

6. **行为干预**

2018年《国际循证指南：多囊卵巢综合征的评估与管理》[12]提出，将行为干预纳入生活方式干预措施，以优化体重管理，改善整体健康，并改善 PCOS 妇女的情绪健康。行为干预旨在改变生活方式，包括实施目标设定、自我监控、发现障碍和解决问题。这些策略与饮食调整和运动疗法一起使用，可以增加患者的依从性和方案的有效性。

（四）结语

PCOS是一种在绝经前后妇女中普遍存在的内分泌疾病，同时会引起代谢功能紊乱，进而提高心血管疾病患病风险，但是到目前为止，多囊卵巢综合征的长期影响与疾病终点还没有研究清楚。另外，不同年龄段患者PCOS的表现型差别很大，可能随着年龄的增长症状会得到缓解。围绝经期会促使体重增加，而且体内整体脂肪含量与内脏脂肪组织中的脂肪含量都会上升。体重增加本身就会提高心血管疾病患病风险，而由PCOS引起的代谢紊乱可能会进一步提高这一患病风险。

四、鉴别诊断

（一）库欣综合征（CS）

CS是由多种病因引起的以高皮质醇血症为特征的临床综合征。典型表现有满月脸、水牛背、向心型肥胖、皮肤紫纹、多毛、痤疮、高血压、骨质疏松、糖耐量异常、皮肤色素沉着以及男性化表现等。实验室检查显示，CS患者血浆皮质醇正常的昼夜节律消失，尿游离皮质醇增高。尽管高皮质醇血症本身并不是导致高雄激素血症的原因，但高皮质醇直接影响性腺和抑制下丘脑—垂体及促性腺激素分泌，因此，约80%的患者会出现月经紊乱[13，14]。内源性高皮质醇血症通常由垂体腺瘤使促肾上腺皮质激素（ACTH）产生过度所致。ACTH的增加会促进肾上腺皮质增生，出现肾上腺来源的高雄激素血症和多毛体征。如存在月经紊乱、多毛、肥胖，临床上往往考虑 PCOS 的可能。有研究发现，有50% 库欣综合征被误诊为 PCOS[15]。

因此，针对近期出现高雄激素血症并伴有高皮质醇血症的妇女，必须考虑到高皮质醇血症的可能，可以通过监测血皮质醇水平的昼夜节律、24 h 尿游离皮质醇进行筛查；还可采用小剂量地塞米松抑制试验进行确诊。

（1）血皮质醇水平的昼夜节律：正常人血皮质醇有明显的昼夜周期性波动，8:00最高，为（276 ± 66）nmol/L；16:00为（129.6 ± 52.4）nmol/L；晚上12点最低，为（96.5 ± 33.1）nmol/L。库欣综合征患者皮质醇浓度早晨高于正常，晚上不低于清晨，皮质醇分泌失去昼夜节律性。

（2）24 h 尿游离皮质醇测定：24 h 尿游离皮质醇是反映血中游离皮质醇的指标，对诊断库欣综合征有一定意义。正常人24 h 尿游离皮质醇排出量为130~304 nmol/L，库欣综合征患者大多明显高于正常。有资料报道，40%~50% 的 PCOS 患者24 h 尿游离皮质醇轻度升高。当24 h 尿游离皮质醇高于正常值的2倍时，应考虑为库欣综合征。由于24 h 尿游离皮质醇测定需要重复试验，因此应用受到限制。如果上述筛查试验异常，需要进行小剂量地塞米松试验确诊。①午夜一片法地塞米松试验：在晚上23点口服1 mg 地塞米松，次日晨8—9时检测血皮质醇。如果血皮质醇＜50 nmol/L，可以排除高皮质醇血症。该方法是排除库欣综合征的最简单方法。②小剂量地塞米松抑制试验：2 mg、48 h 地塞米松抑制试验，同上。在第3天大约上午9时测

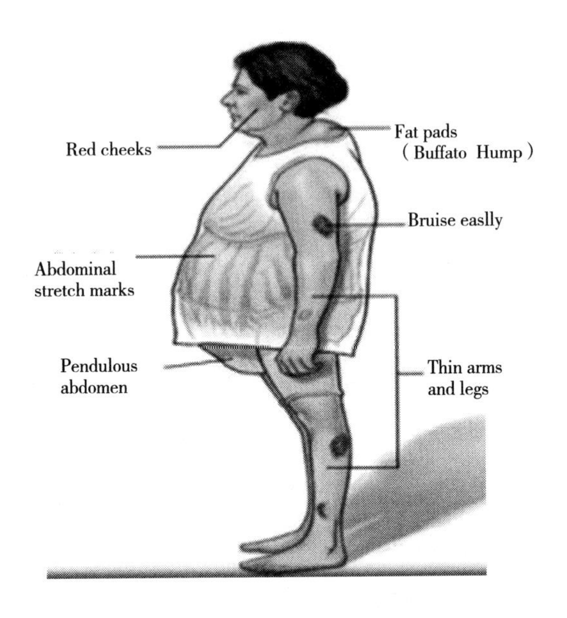

图4-1　库欣综合征（CS）

量血皮质醇。血皮质醇抑制的截断值与午夜一片法地塞米松试验相同。

另外，除了上述两种方法外，还可以采用大剂量地塞米松试验以及CT、MRI、超声等影像学检查来明确病变部位。

（二）先天性肾上腺皮质增生（CAH）

CAH为导致高雄激素和月经稀发的主要疾病之一，占高雄激素血症女性的1%~10%[3, 16]，是一种常染色体隐性遗传疾病，由肾上腺皮质类固醇激素合成相关酶基因突变所致。最常见的是21-羟化酶基因突变及11β-羟化酶缺乏症，常表现为男性化和失盐表现（食欲差、呕吐、嗜睡和体重增加缓慢等，严重者通常在出生后1~4周内出现低钠血症、高钾血症、高肾素血症和低血容量休克等肾上腺危象表现）。这些基因突变会影响酶活性，导致皮质醇合成不足，使其血浓度降低，进而通过负反馈机制刺激垂体分泌 ACTH 增多，导致肾上腺皮质增生并分泌过多的皮质醇前体物，引起雄激素合成过量，从而出现一系列雄激素过多的临床症状。CAH 是由21－羟化酶基因点突变引起的，这一点突变使酶活性降低到正常活性的20%~50%。该病以肾上腺源性的雄激素轻度升高为主，还包括血清雄激素水平和（或）17α－羟孕酮（17α－OHP）、黄体酮水平升高。部分患者可出现超声下的卵巢多囊状态及月经紊乱、无排卵和不孕症，这与 PCOS 临床特征相似[17]。

CAH 的鉴别诊断主要依靠基础17α－OHP 水平及 ACTH 兴奋后的17α－OHP 水平。基础17α－OHP 水平通常用于测定清晨血清17α－OHP 值。对于月经周期规律的女性，建议在卵泡期检测，最好是在月经的第4~10天之间。基础17α－OHP 低于2 ng/mL（＜6.06 nmol/L），通常排除 NCCAH 的诊断；大于8 ng/mL（＞24.24 nmol/L），通常可以诊断为 21－羟化酶缺乏。然而，当17α－OHP 的升高不明显，并且与 PCOS 患者的结果相近时，无法进行鉴别。因此，基础17α－OHP 水平在2~8 ng/mL，则应进行 ACTH 刺激试验。如果在静脉注射250μg 合成 ACTH60 min 后，17α－OHP 水平升高超过10 ng/mL（＞30.3 nmol/L），即可诊断为由21－羟化酶缺乏引起的 CAH。另外，区分卵巢和肾上腺来源的高雄激素分泌还可以使用小剂量地塞米松抑制试验（即2 mg 48 h 地塞米松抑制试验）。先检测基线血清总睾酮和硫酸脱氢表雄酮（DHEA–S）水平。从上午9时开始，每6 h 给予0.5 mg 地塞米松，持续48 h，在第3天（最后1次地塞米松剂量后6 h）大约上午9时再次检测血清总睾酮和DHEA–S。如果在给予地塞米松2 天后血清总睾酮和 DHEA–S显著降低，则可以诊断为肾上腺源性高雄激素血症。当无法进行 ACTH 刺激试验时，可以应用该试验进行鉴别诊断，其简便易行，并且能同时测定血清皮质醇水平，可用于同时排除库欣综合征的存在。

（三）卵巢男性化肿瘤

此类肿瘤包括睾丸母细胞瘤、卵巢门细胞瘤、类脂质细胞瘤、颗粒细胞瘤及卵泡膜细胞瘤、良性囊性畸胎瘤等，多发生于30~50岁之间。发病后会快速出现男性化体征，常在很短时间之内出现严重的多毛、颞部秃顶、声音低沉、乳房缩小、肌肉增加、阴蒂增大、女性体征消失等；月经由规律月经周期迅速演变为闭经、异常子宫出血、月经周期紊乱等。尽管这些肿瘤患者高雄激素症状表现明显，但疾病初期发展阶段可以出现类似于 PCOS 患者的临床表现，然而，也正是因为这些症状的迅速发展为鉴别诊断提供了重要线索。卵巢肿瘤分泌大量的睾酮及其前体物雄烯二酮。血清总睾酮水平高于5.21~6.94 nmol/L（即150~200 ng/dL）或高于检测实验室上限的2.0~2.5倍时，应注意排除产生雄激素的卵巢肿瘤。盆腔超声是检查此病的较好方法，

CT 或 MRI 也可协助诊断。

（四）肾上腺肿瘤

肾上腺皮质的良性和恶性肿瘤均可导致雄激素增多。与 PCOS 逐渐发展的临床表现恰好相反，肾上腺分泌雄激素的肿瘤患者临床表现发展迅速，并伴有糖皮质激素或盐皮质激素分泌过多所致的周身代谢异常。肾上腺肿瘤的生长和分泌功能为自主性，不受垂体 ACTH 的控制，也不受外源性糖皮质激素的抑制。对于外源性 ACTH 的刺激，肾上腺癌一般不反应，腺瘤有时可反应。肾上腺分泌雄激素肿瘤通常分泌大量的 DHEA-S、脱氢表雄酮（DHEA）和雄烯二酮，而睾酮则由这些前体在外周（如脂肪组织）转化。因此，血清 DHEA-S 水平超过 800μg/dL（＞21.8μmol/L）通常提示肾上腺肿瘤。需要注意的是，使用这一血清总睾酮和 DHEA-S 界值来诊断分泌雄激素肿瘤需要谨慎，必须考虑到这些肿瘤通常间歇地分泌雄激素。因此，在血清总睾酮和 DHEA-S 轻度升高的情况下，需要再根据快速出现男性化症状、体征和影像学检查来做出诊断。而 PCOS 患者的总睾酮通常不超过正常范围的2倍，大多低于 150ng/dL（＜5.21nmol/L）；DHEA 和 DHEA-S 浓度正常或轻度升高；CT 或 MRI 对肾上腺肿瘤很敏感，可定位并显示对侧肾上腺萎缩，这些都有助于进行疾病的鉴别诊断。

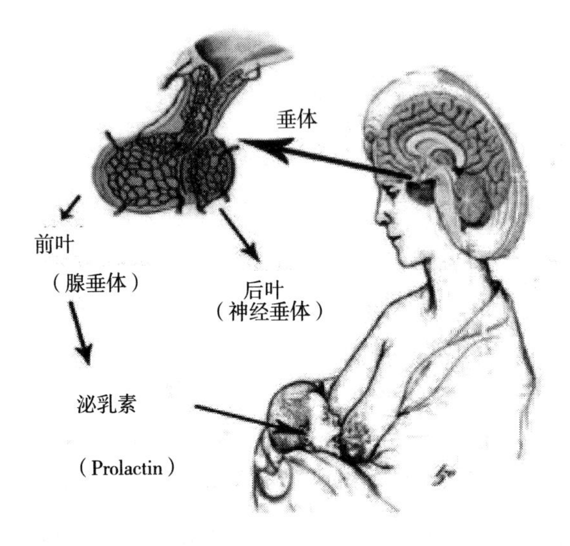

图4-2　肾上腺肿瘤

（五）卵泡膜细胞增殖综合征

卵泡膜细胞增殖综合征指患者临床上出现女性男性化等一系列症状和体征，同时具有卵巢泡膜细胞增生的病理改变的一组症候群。这种病变类似于PCOS，但有所区别。在卵巢间质中出现许多小簇样黄素化卵泡膜细胞，卵泡膜细胞增生，进而导致卵巢的雄激素分泌增加，出现类似PCOS表现，如月经稀发、高雄激素等临床表现。由于血清总睾酮水平常常超过200 ng/dL（＞6.9 nmol/L），高雄激素症状明显，如出现严重的多毛症、颞部秃顶、男性体征、声音低沉和阴蒂肥大等。阴道超声提示双侧卵巢增大，呈实性，没有多囊改变。这些患者的胰岛素抵抗更重，对促排卵药物反应差，但在诊断该病时也需要排除其他导致高雄激素的疾病。

（六）特发性多毛症

对卵巢形态正常、无高雄激素血症（即血清 DHEA-S 和总睾酮水平正常），但是临床表现为多毛症的女性，可做出特发性多毛症的诊断。除了无高雄激素血症的证据外，还需要证实这些患者有排卵，黄体中期血清黄体酮水平至少应超过5 ng/mL（＞16 nmol/L）和经阴道超声检查排除 PCOS。通常认为特发性多毛症由皮肤5α－还原酶活性增加，该酶在皮肤毛囊中将血清睾酮转化为二氢睾酮（DHT）所致。也有学者提出，特发性多毛症女性皮肤中的雄激素受体可能对循环雄激素有更高的敏感性。总之，特发性多毛症需要在血清雄激素水平正常、排卵和卵巢形态正常的多毛症女性中诊断。其他如药物性高雄激素血症，须有服药史，如使用治疗子宫内膜异位症、血管神经性水肿、恶病质等雄激素类药物。此外，女性运动员服用合成代谢类固醇激素也会造成高雄激素血症。

（七）高催乳素血症

任何原因导致的血清催乳素（PRL）水平异常升高，超过25μg/L，都称为高 PRL。高 PRL 干扰了 GnRH 的脉冲式释放，导致黄体期缩短、无排卵、月经稀发、闭经，进而引起不孕和流产。超过50% 高催乳素血症出现溢乳。当血清 PRL 水平高于100μg/L 时，应考虑是否存在垂体腺瘤，CT、MRI 可以协助诊断。PCOS 患者由于雌激素持续刺激，有10%~30% 妇女会出现 PRL 升高，但 PRL 升高通常不超过正常值上限的50%；并且高 PRL 常常是短暂的；只有3%~7% 的 PCOS 患者会有持续的高 PRL。甚至有学者认为，PCOS 患者的 PRL 升高是源于高雄激素所致的高雌激素刺激，因此认为 PCOS 的高雄激素是导致高 PRL 的原因。临床上，高 PRL 常常无高雄激素临床症状和高雄激素血症，但常有溢乳现象，也可以借助其他检查如垂体 CT、MRI 进行鉴别诊断。

（八）功能性下丘脑性闭经

在闭经前常有精神心理障碍、压力大等精神应激和神经性厌食症、过度运动等导致的体重快速下降等多种诱因。通常血清 FSH、LH 水平均低于5 U/L 或正常，但是 FSH 水平高于 LH 水平；雌二醇相当于或低于早卵泡期水平；且无高雄激素临床症状和高雄激素血症。而 PCOS 患者除了高雄激素临床症状和高雄激素血症外，LH 水平升高，FSH 偏低，LH/FSH 比值升高；且 PCOS 分泌雌酮明显增多，雌二醇相当于早中卵泡期水平，总体雌激素水平偏高。

（九）甲状腺疾病

甲状腺功能异常如甲状腺功能亢进症（甲亢）和甲状腺功能减退症（甲减）都可以引起月经紊乱、不孕、卵巢囊性变和代谢紊乱等。当出现畏热、多汗、情绪激动、食欲亢进伴消瘦、静息状态下心率过快、甲状腺肿大等症状时，高度提示甲亢。有时临床上遇到原因不明的体重下降、低热、手抖、心动过速和月经紊乱、闭经等表现时，也应该考虑甲亢的可能。与之相反，甲减的临床症状缺乏特异性，如出现原因不明的乏力、易疲劳、反应迟钝、水肿、体重增加、PRL 升高、无排卵、闭经以及甲状腺肿大但无甲亢表现等，可能意味着甲减。二者都可以根据临床表现和甲状腺功能测定并结合甲状腺超声进行诊断。因此，建议疑似 PCOS 患者常规检测血清促甲状腺激素（TSH）水平及抗甲状腺抗体。

（十）早发性卵巢功能不全（POI）

POI 是女性40岁之前出现的卵巢功能减退。POI 的特点是高促性腺激素和低雌激素引起的月经紊乱（闭经或月经稀发）、不孕以及低雌激素的围绝经期症状。血清 FSH 水平升高，超过25 U/L；雌激素水平低下；超声检查往往提示双侧卵巢体积减小，基础窦卵泡数量减少，少于5个，无多囊改变。

（十一）药物因素

主要是雄激素药物，其次是糖皮质激素或孕激素的长期或大量应用。可出现多毛，表现为女性出现胡须、体毛增多，甚至其他男性化表现。非激素类药物，如苯妥英钠、二氮唑、合成甾体类、达那唑等也可诱发，特点是停药后症状逐渐消失，用药史是诊断的主要依据。

（十二）中枢神经性因素

某些脑炎、颅外伤、多发性脑脊髓硬化症或松果体肿瘤等疾病，可促使雄激素分泌增多而出现多毛，通常无其他男性化表现。

（十三）应激因素

应激时，下丘脑的促肾上腺激素释放激素（CRH）增加，使垂体分泌 ACTH 增加，对肾上腺皮质产生过度刺激，可出现雄激素增加。

（十四）妊娠期高雄激素表现

妊娠期大量的绒毛膜促性腺激素可使卵巢有极度的黄素化或刺激门细胞，导致雄激素增加，引起多毛。

（十五）异位 ACTH 肿瘤

临床上较少见，是由肾上腺以外的癌瘤产生有生物活性的 ACTH，刺激肾上腺皮质增生。最常见的是肺燕麦细胞癌（约占50%），其次为胸腺瘤和胰腺瘤（各约占10%），其他还有起源于神经脊组织的瘤、甲状腺髓样癌等。

（十六）遗传性多毛症

最重要的是家族史，患者常常无月经失调，生育正常，仅有多毛现象。

参考文献

[1] 金婧，阮祥燕．青春期多囊卵巢综合征的管理 [J]. 中国临床医生杂志，2021，49（1）：14–17.

[2] 青春期多囊卵巢综合征诊治共识 [J]. 生殖医学杂志，2016，25（9）：767–770.

[3] 多囊卵巢综合征中国诊疗指南 [J]. 中华妇产科杂志，2018，53（1）：2–6.

[4] 多囊卵巢综合征的诊断和治疗专家共识 [J]. 中华妇产科杂志，2008（7）：553–555.

[5] MASLYANSKAYA S，TALIB HJ, NORTHRIDGE JL, et al. Polycystic Ovary Syndrome：An Under–recognized Cause of Abnormal Uterine Bleeding in Adolescents Admitted to a Children's Hospital[J]. Journal of Pediatric and Adolescent Gynecology，2016，30（3）：349–355.

[6] RACKOW BW, BRINK HV, HAMMERS L, et al. ovarian morphology by transabdominal ultrasound correlates with reproductive and metabolic disturbance in adolescents with PCOS[J]. Journal of Adolescent Health，2018，62（3）：288–293.

[7] 袁莹莹，赵君利．多囊卵巢综合征流行病学特点 [J]. 中国实用妇科与产科杂志，2019，35（3）：261–264.

[8] JU KJ, RI HK, JIN CS, et al. impact of the newly recommended antral follicle count cutoff for polycystic ovary in adult women with polycystic ovary syndrome[J]. Human reproduction（Oxford，England），2020，35（3）：652–659.

[9] Rotterdam ESHRE/ASRM-Sponsored PCOS Consensus Workshop Group. Revised 2003 consensus on diagnostic criteria and long-term health risks related to polycystic ovary syndrome [J]. Fertility and Sterility，2003，81（1）：19-25.

[10] AZZIZ R, CARMINA E, DEWAILLY D, et al. criteria for defining polycystic ovary syndrome as a predominantly hyperandrogenic syndrome：an androgen excess society guideline[J].The Journal of Clinical Endocrinology & Metabolism，2006，91（11）：4237-4245.

[11] 张多加，吴效科，常惠，等．多囊卵巢综合征在围绝经期中的临床意义 [J]. 中国妇幼保健，2018，33（20）：4792-4795.

[12] 多囊卵巢综合征评估和管理的国际循证指南的建议 [J]. 中华生殖与避孕杂志，2019（4）：259-268.

[13] D.RACHOŃ. Differential Diagnosis of Hyperandrogenism in Women with Polycystic Ovary Syndrome[J]. Exp Clin Endocrinol Diabetes，2012，120（4）：205-209.

[14] SHEEHAN MT. Polycystic ovarian syndrome：diagnosis and management.[J].Clinical medicine & research，2004，2(1)：13-27.

[15] BRZANA J, YEDINAK CG, HAMEED N, et al. polycystic ovarian syndrome and cushing's syndrome：a persistent diagnostic quandary[J]. European Journal of Obstetrics and Gynecology，2014，175：145-148.

[16] 陈子江．多囊卵巢综合征基础与临床系列研究 [A]// 第二届全国不育症研讨会论文汇编 [C]. 生殖医学杂志，2007：2.

[17] 鹿群，赵璐璐．多囊卵巢综合征主要鉴别诊断 [J]. 中国实用妇科与产科杂志，2019，35（3）：271-274.

第五章　多囊卵巢综合征的西医治疗

一、药物治疗

（一）调整月经周期

主要针对青春期及育龄期无生育要求的月经周期紊乱的患者。对于月经稀发但周期长度短于2个月的患者，如无生育或避孕要求，可观察随诊，暂无须用药。

1. 周期性孕激素治疗

PCOS 女性多由于稀发排卵或无排卵而缺乏性激素的周期性变化，导致孕激素缺乏或不足，无法发生撤退出血，其子宫内膜长期受单一雌激素影响也易过度增生，增加恶变风险。周期性孕激素治疗可以作为青春期和围绝经期患者的首选，也同样适用于育龄期有生育要求的患者。推荐使用天然孕激素，包括微粒化黄体酮、地屈孕酮和肌注黄体酮等。天然孕激素对下丘脑 – 垂体 – 卵巢轴功能不抑制或抑制较轻，对代谢影响也较小，更适合青春期患者。但孕激素无降低雄激素、治疗多毛以及避孕的作用，对于合并上述症状或有相关诉求的患者还需根据具体情况选择个体化治疗方案。

常用方案可选择口服地屈孕酮10~20 mg/天、微粒化黄体酮100~200 mg/天或醋酸甲羟孕酮10 mg/天，应用6~10天；或肌注黄体酮20 mg，3~5天。一般停药3~7天有撤退出血。

2. 复方口服避孕药

复方口服避孕药（combined oral contraceptives，COC）适用于有避孕要求，特别是伴有痤疮、多毛等高雄激素的临床表现，高雄激素血症以及月经过多、经期延长的 PCOS 患者。青春期可酌情应用，但需让患者及其家属充分知情并理解。围绝经期应慎用，可用于没有血栓高危因素的患者，但不作为首选。COC 可以抑制 LH 的分泌，进而抑制卵巢合成雄激素。其雌激素成分可以增加性激素结合球蛋白的水平，减少血清中游离雄激素；孕激素成分可以竞争结合雄激素受体上的5α-还原酶，减少双氢睾酮的合成，从而改善高雄激素的临床表现及高雄激素血症[1]。COC 还可以降低肾上腺雄激素的分泌，但具体机制还不清楚，可能与肾上腺皮质激素（adrenal cortical hormone，ACTH）的分泌减少有关。因此，COC 不仅可以调整月经周期、保护子宫内膜，还可以缓解高雄激素症状。

有研究[2]表明，重度肥胖和胰岛素抵抗的患者长期使用 COC 可能会加重糖耐量的损害程度。因此，使用前医生应对患者的代谢情况进行评估，排除使用禁忌证，必要时也可与胰岛素增敏剂（二甲双胍等）联合使用。但也有一些研究[3]表示，长期使用 COC 不会改变也不会增加心脏和代谢的风险指标，包括胰岛素抵抗、脂蛋白及体内脂肪分布，结果还需进一步研究证实。

3. 雌孕激素序贯治疗

此方案主要适用于少数雌激素水平偏低、子宫内膜较薄、胰岛素抵抗严重的 PCOS 患者。该部分患者单一孕激素治疗子宫内膜无撤药出血反应，需进行雌孕激素序贯治疗。对于青春期、围绝经期伴有低激素症状的 PCOS 患者可作为首选方案，既可以控制月经周期紊乱，又可以缓解围绝经期症状。常用方案为口服雌二醇1~2 mg/d，应用21~28天，后10~14天加用孕激素，药物选择同周期性孕激素治疗。

有生育要求的 PCOS 患者，其治疗目的在于促进排卵解决生育问题。方案包括：口服促排卵药物，如氯米芬（C）、芳香化酶抑制剂（来曲唑）；使用促性腺激素（Gn）；手术治疗恢复排卵；其他辅助治疗等。

（二）多囊卵巢综合征胰岛素抵抗的治疗

胰岛素抵抗及其伴随的代偿性高胰岛素血症通过降低性激素结合球蛋白的肝合成来增加生物活性，加重了高雄激素症状，形成恶性循环，被认为是抑制排卵以及增加卵巢雄激素合成的重要原因。胰岛素增敏剂可以增加胰岛素在外周组织作用的敏感性，降低胰岛素水平，降低 PCOS 患者的高雄激素水平，改善卵巢功能，提高促排卵治疗的效果，并降低相关代谢性疾病的发生风险[4]。目前临床上使用的胰岛素增敏剂主要是二甲双胍和罗格列酮，二者均可改善胰岛素抵抗，降低血胰岛素和雄激素水平。二甲双胍能抑制肝糖原的合成，提高周围组织对胰岛素的敏感性，从而减少胰岛素的分泌，降低血胰岛素水平，是目前用于改善胰岛素抵抗最常见的药物。由于PCOS中胰岛素抵抗的发生率较高，因此，从20世纪90年代以来二甲双胍越来越普遍地被用于治疗PCOS。许多研究[5]均报道二甲双胍能通过改善胰岛素抵抗来降低雄激素水平。

罗格列酮的作用机制与特异性激活一种核受体——过氧化物酶体增殖物激活受体γ（PPAR-γ）有关，PPAR-γ的作用是调节胰岛素反应基因转录，胰岛素反应基因参与控制葡萄糖的产生转运和利用。罗格列酮可单药治疗，也可与二甲双胍合并用药。用法：开始时每天服用1次，每次4 mg，以后可根据需要增加剂量至每天8 mg，可1次或分2次服用。

二甲双胍的副作用较小。罗格列酮可能影响肝功能，因此在使用时应对肝功能进行严密监测。最近有报道称罗格列酮可增加心脏病风险，导致死亡率增高，因此应慎用该药。

二甲双胍是常用的胰岛素增敏剂，可增强胰岛素作用的靶组织（如肝、骨骼肌和白色脂肪等）对胰岛素的敏感性，增强组织对葡萄糖的利用率、糖的无氧酵解及有氧代谢，抑制糖异生和肝糖原的输出，延缓小肠对葡萄糖的吸收。在肌肉组织中，二甲双胍能增加肌肉组织中胰岛素受体的数量，增强胰岛素受体的亲和力和酪氨酸激酶的活性，增强肌肉组织对胰岛素的敏感性；在肝和白色脂肪组织中，二甲双胍主要能提高胰岛素受体的酪氨酸激酶活性。

1994年，二甲双胍首次被报道用于PCOS患者的临床治疗。在PCOS的治疗中，二甲双胍通过在受体后水平提高胰岛素的敏感性，解除了胰岛素对LH分泌的刺激作用，间接降低血清LH水平，提高FSH水平，还可刺激肝性激素结合球蛋白（SHBG）的合成、增加卵巢局部IGF-1的产生，同时抑制IGFBP-1的生成，提高卵泡局部IGF-1的浓度，最终达到缓解高雄激素血症、诱导卵泡发育成熟及排卵的目的，提高妊娠率、减少流产及多胎妊娠率等。在PCOS的慢性炎症状态方面，二甲双胍可以降低循环中炎症因子的含量，如MCP-1、IL-6、TNF-α、CRP等，从而减轻慢性炎症程度，使高雄激素血症得到纠正、卵巢功能得到改善。二甲双胍还可影响患者的食欲，有助于患者减轻体重。二甲双胍可透过血脑屏障，增加中枢胰岛素受体的敏感性，阻断神经肽Y（NPY）的表达，起到抑制食欲的作用。二甲双胍可抑制肠道胆固醇的生物合成及储存，降低血清总胆固醇水平，还可使高脂血症患者的甘油三酯水平降低。在胰岛细胞培养实验中观察到，二甲双胍可以通过降低循环中游离脂肪酸的含量，逆转游离脂肪酸对B细胞功能的损害，对胰腺B细胞有保护作用，可改善胰腺B细胞功能障碍。

改善胰岛素敏感性的二甲双胍的剂量至少为每日1500 mg，最佳剂量为每日2000 mg，可分2~3次，餐中或餐后立即服用，小剂量开始，逐渐递增。在PCOS患者中，目前没有肯定的使用二甲双胍的最佳治疗时期或治疗期限，一般认为，在有适应证的情况下，诊断成立后即可考虑用药，约有50% 的患者在治疗3个月内即可产生效果，若诱导排卵成功者建议继续治疗6~12个月，若治疗3~6个月没有效果，建议更换剂量和治疗方案。

临床上应用二甲双胍出现的主要不良反应为胃肠道反应，约20% 的患者可出现腹部不适、腹泻、恶心、口中有金属味等现象，如症状不突出，可继续服用或改为餐后服用，症状多在2周左右逐渐缓解乃至消失，较为严重的不良反应为乳酸中毒。以下情况禁用二甲双胍：①肾功能障碍，肌酐≥123.8μmol/L或肌酐清除异常；②需要药物治疗的充血性心力衰竭和其他严重的心肺疾患；③严重感染和外伤，外科大手术，临床有低血压和缺氧等；④已知对盐酸二甲双胍过敏；⑤急性或慢性代谢性酸中毒，包括有或无昏迷的糖尿病酮症酸中毒；⑥酗酒者；⑦接受血管内注射碘化造影剂者，应暂时停用；⑧维生素 B_{12}、叶酸缺乏未纠正者。虽有较强的证据表明二甲双胍对孕妇及新生儿均是安全的，但其仍是 B 类药，孕妇应慎用。

（三）多囊卵巢综合征促排卵治疗

1. 来曲唑

（1）来曲唑的促排卵机制。来曲唑（letrozole，LE）是一种新型的促排卵药物，其本质为选择性芳香化酶抑制剂，于2001年被提出可应用于诱发排卵治疗，有望取代氯米芬成为无排卵性不孕患者及排卵性不孕患者促进排卵的一线治疗药物。

但促排卵机制尚不十分明确，仍需进一步研究，可能是通过使芳香化酶先活，以阻断激素的产生，减少雌激素对下丘脑－垂体－性腺轴的负反馈抑制作用，导致 Gn 的分泌增加而促进卵泡发育。同时，阻断雄激素转化为雌激素，导致雄激素在卵泡内积聚，从而增加 FSH 受体的表达并促使卵泡发育[6]。

（2）来曲唑的促排卵疗效。来曲唑特异性可逆地结合芳香化酶，抑制内源性雌激素的产生，多诱导单卵泡发育，且不具有氯米芬的抗雌激素效应，对内膜影响较小；有利于提高 PCOS 患者的排卵率、临床妊娠率及活产率，减少多胎妊娠率。2016年美国妇产科医师学会女性健康护理医师委员会提出在 PCOS 及 BMI ＞30 kg/m^2的患者中，LE 应作为一线治疗药物。最新的系统评价及网络 meta 分析显示，LE 是所有适用于 WHO Ⅱ型排卵障碍患者（包括 PCOS 患者）的诱发排卵药物中活产率最高的，且在排卵率及妊娠率上优于单独使用氯米芬。2014年发表在 Cochrane 上的一项综述结果显示，与氯米芬相比，LE 可提高排卵障碍 PCOS 不孕患者的活产率及妊娠率，且具有极低的卵巢过度刺激综合征（OHSS）发生率。对于氯米芬（CC）抵抗的 PCOS 患者 Gn 的使用是目前的首选替代方案，但不幸的是，Gn 的治疗常伴发 OHSS 和多胎妊娠等并发症，导致早产儿及新生儿并发症增加，增加了治疗费用。LE 联合低剂量高纯度 HMG 是一种有效且安全的诱发排卵方案，可增加氯米芬抵抗患者的临床妊娠率，且减少过度刺激的风险。

（3）来曲唑的临床特点

①降低血清雌激素水平。LE是选择性芳香化酶抑制剂，可阻断颗粒细胞内芳香化酶活性，阻断雌激素的产生，导致单个卵泡所产生的雌激素水平显著低于正常排卵者卵泡分泌的雌激素，亦显著低于氯米芬促排所产生的雌激素水平。适用于合并雌激素依赖性疾病患者的促排卵，如合并子宫内膜异位症、乳腺疾病患者的促排治疗。

②促进单卵泡发育，提高卵泡发育速度。促排卵常获得单卵泡发育，平均约12枚，且使用LE促排卵泡反应更敏感，卵泡期缩短（13.1天），卵泡发育速度较氯米芬（139天）快，可提前出现高于正常排卵者的LH峰值，因此卵泡期缩短，且多胎妊娠率降低。

③保持内膜容受性。LE可增加垂体前叶分泌促性腺素，且其半衰期（2天）较氯米芬（2周）短，因此对内膜的容受性影响较小。LE周期的雌激素水平低，可通过外源性添加雌激素促进内膜生长。但与氯米芬相比，在乳腺癌患者的长期治疗中，LE等芳香化酶抑制剂可减少循环中雌激素水平，降低子宫内膜厚度，与长时间TAM治疗相关的子宫内膜增生可被逆转。

④半衰期短，累积毒副作用小。LE的半衰期约为48小时，主要报告的风险是存在潜在的胎儿毒性，虽然其半衰期较短且用于卵泡生长的早期可能会减少对胎儿器官影响的可能性，少数人可出现骨骼疼痛、恶心、头痛、关节疼痛、疲劳、呼吸困难、咳嗽、便秘、呕吐、腹泻、胸痛、病毒感染、面部潮红、腹痛等。

⑤口服剂型，使用方便。LE为口服剂型，B超监测次数较少，一般不需要添加辅助药物，多胎妊娠等并发症较少，应用更方便，在考虑促性腺激素治疗前应进行适当的尝试。

2. 氯米芬

（1）氯米芬的作用机制。氯米芬（clomiphene citrate，CC）自20世纪60年代便开始被应用于临床，至今仍为应用最广泛的诱发排卵药物。CC是一种非类固醇抗雌激素制剂，结构与雌激素类似，可竞争性结合下丘脑、垂体雌激素受体，具有激素抗效应及弱的激动效应，当内源性雌激素水平较低时，可表现出弱的雌激素激动效应。CC对雌激素受体的亲和力是雌激素的数十倍，能更长时间占据下丘脑、垂体上的雌激素受体，使下丘脑误以为体内雌激素不足，解除雌激素对下丘脑的负反馈作用，从而触发促性腺激素释放激素脉冲式分泌，刺激垂体分泌FSH和LH，促进卵泡的生长并成熟，同时雌激素水平升高可起正反馈作用促进中枢释放大量GnRH，最终激发LH峰诱发排卵。其作用依赖于HPO轴正负反馈机制的完整性。对于正常排卵女性，CC可增加下丘脑GnRH释放的脉冲频率；而对于PCOS女性，则增加GnRH释放的脉冲幅度。

（2）氯米芬的临床特点

①血清雌激素水平高。在CC诱发排卵周期中，单个卵泡所形成的血清雌二醇水平高于自然发育卵泡的血清雌二醇水平。且CC卵泡募集力度较LE强，可获得更多的发育卵泡数，平均高于对照组，而卵泡直径大小无差异。

②存在氯米芬抵抗现象。在PCOS患者中发生率为15%~40%，发生率较高，胰岛素抵抗可能是导致氯米芬抵抗的原因之一。连续3个周期使用CC常规方案剂量达15 g仍无反应称为氯米芬抵抗。

③子宫内膜薄但不影响容受性。一项meta分析表明，CC周期的子宫内膜厚度小于LE周期、Gn周期，且不能通过外源性添加雌激素而改善[8]。但研究者观察排卵后7天子宫内膜厚度，各周期间无显著性差异，且妊娠及未妊娠者之间子宫内膜厚度无统计学差异。因此，卵泡成熟过程中的子宫内膜薄并不需要取消周期。

④血LH水平较高。在CC诱发排卵周期中，CC通过占据雌激素受体而发挥作用，继而内源性E2未能启动负反馈抑制作用，因而下丘脑－垂体－卵巢轴接受机体雌激素低水平的“假消息”刺激，下丘脑脉冲式分泌增加，进而刺激垂体分泌FSH和LH升高。

⑤不良反应。CC的治疗耐受性良好，轻微不良反应较常见，一般持续时间短，极少严重至需要进一步治疗。10%~20%的患者可发生阵发性潮热、血管收缩症状及情绪改变等低雌激素症状。极少患者可出现可逆性视觉障碍，更改诱发排卵方案可恢复正常。妊娠相关的风险如多胎妊娠、先天性畸形及其他潜在风险越来越受关注。多胎妊娠最常见的为双胎妊娠，发生率为7%~10%。在使用最低有效剂量诱发排卵时，需要控制超排卵及多胎妊娠风险，以及卵巢过度刺激的发生风险。CC诱发排卵

无增加新生儿发育迟缓或学习障碍风险。新近研究表明，不孕患者的卵巢肿瘤的发生率升高，但无证据表明诱发排卵药物增加该风险。

（四）多囊卵巢综合征高雄激素治疗

女性体内雄激素有3个来源：卵巢、肾上腺皮质和周围组织转化。PCOS 患者过多的雄激素主要来自卵巢，临床上表现为雄烯二酮水平升高。约50% 的 PCOS 患者存在肾上腺皮质雄激素分泌过多，临床上表现为血脱氢表雄酮（DHEA）水平升高。周围组织分泌雄激素过多的生化标志是双氢睾酮水平增高。

在降低雄激素水平时，根据过多雄激素的来源选择治疗方案。抑制卵巢雄激素合成选用炔雌醇环丙孕酮片等复方口服避孕药和长效 GnRH 激动剂，抑制肾上腺皮质雄激素合成选用糖皮质激素，抑制双氢睾酮的合成选用非那雄胺。螺内酯和氟他胺为雄激素受体拮抗剂，螺内酯还能抑制卵巢和肾上腺皮质雄激素的合成。有胰岛素抵抗时，还可选用胰岛素增敏剂治疗。

1. 抑制卵巢雄激素的合成

PCOS 患者过多的雄激素主要来自卵巢，卵巢雄激素的合成受 LH 调节，LH 促进卵巢雄激素的合成。抑制卵巢雄激素合成，主要是各种复方口服避孕药，其能有效抑制 LH 的分泌。

（1）炔雌醇环丙孕酮片和复方口服避孕药。建议复方口服避孕药作为 PCOS 患者高雄激素血症及多毛症、痤疮的首选治疗药物。炔雌醇环丙孕酮片也属于复方口服避孕药，但由于其含有的醋酸环丙孕酮具有抗雄激素活性，因此其治疗高雄激素的疗效较其他复方口服避孕药好。炔雌醇环丙孕酮片所含的炔醇量较大，使用时容易出现乳房胀痛。从月经周期或撤药性出血的第3~5天开始服用，每天1片，连续服用21天为1个周期。一般在停药3天左右会有月经来潮，如停药14天月经仍未来潮，应排除妊娠可能。应用复方短效口服避孕药（COC）之前需对全身健康情况进行评估，注意 COC 的禁忌证。连续使用3~6个周期后，多数患者的血雄激素水平会显著降低。在高雄激素得到纠正后，根据患者的情况，改用其他治疗。有生育要求者，开始促排卵治疗；无生育要求者，定期补充孕激素。

如果炔雌醇环丙孕酮片或复方口服避孕药治疗6个月后，高雄激素仍未缓解，需要联合其他药物治疗，如螺内酯、糖皮质激素和胰岛素增敏剂等。一般情况下加用螺内酯，有肾上腺皮质来源雄激素过多时加用糖皮质激素，有胰岛素抵抗时加用胰岛素增敏剂。

（2）螺内酯。螺内酯是最常用的雄激素受体拮抗剂，另外，它还可抑制卵巢和肾上腺皮质雄激素的合成，临床上可以单独或联合使用治疗高雄激素血症。适用于 COC 治疗效果不佳、有 COC 禁忌或不能耐受 COC 的患者。用法：每天剂量50~200 mg，推荐剂量为100 mg/d，连续使用3~6个月。螺内酯可以明显降低血酮和 DHEA 水平。

治疗早期患者可能有多尿表现，数天以后尿量会恢复正常。肾功能正常者一般不会发生水和电解质的代谢紊乱。如果患者有肾功能损害，应禁用或慎用该药。在大剂量使用时，会发生乳房胀痛、月经紊乱、头痛或多尿症等，也可导致高钾血症，需定期复查血钾。

在使用螺内酯时，往往会出现少量、不规则的出血。由于螺内酯没有调节月经的作用，因此如果患者仍然出现月经稀发或闭经，须定期补充孕激素，以免发生子宫内膜增生症或子宫内膜癌。生育期患者在服药期间建议采用避孕方法。

（3）长效 GnRH 激动剂。长效 GnRH 激动剂可以抑制垂体促性腺激素的分泌，使卵巢体积缩小，可以用于 PCOS 的治疗。由于长效 GnRH 激动剂价格贵，治疗高雄激素血症的性价比不高，因此临床上较少使用。

2. 抑制肾上腺皮质雄激素的合成

由于 PCOS 患者体内过多的雄激素主要来源于卵巢，因此临床上在治疗 PCOS 患者雄激素过多时首先抑制卵巢雄激素的合成。只有在炔雌醇环丙孕酮片或复方口服避孕药治疗无效，考虑有肾上腺皮质雄激素分泌过多时才使用糖皮质激素。一般不单独使用糖皮质激素治疗高雄激素血症。常用的药物有地塞米松和泼尼松。用法：地塞米松0.375~0.75 mg/d 或泼尼松2.5~5 mg/d，连续使用3个月。

3. 治疗多毛

引起多毛的原因概括起来有2个：①卵巢和肾上腺皮质雄激素分泌过多；②毛囊皮脂腺5α－还原酶活性增强，双氢睾酮合成增加。临床上可以从4个环节治疗多毛：①抑制卵巢和肾上腺皮质雄激素的分泌；②抑制5α-还原酶，减少双氢睾酮的合成；③直接竞争雄激素受体，阻止雄激素与其受体结合；④物理治疗。系统性药物治疗的目的是阻断雄激素的产生和毛囊细胞对雄激素的利用，减少男性化终毛的生长。非雄激素依赖的多毛部位如上肢与小腿，可能与人种有关，药物治疗效果不好。药物治疗只对性激素敏感部位毛发有效，包括面部、胸、腹、大腿、乳头、上肢、背部。夏季毛发生长增快，使得药物治疗多毛效果明显下降。治疗多毛症至少在6个月以上有效，这是由于体毛的生长有其固有的周期。治疗不连续经常造成反弹，停药后可能复发。应告知患者治疗多毛的药物妊娠期间禁用，服药前需确定患者并未妊娠。有中重度性毛过多或激素治疗无效的患者，建议到皮肤科就诊，采取相关的局部治疗或物理治疗。

（1）系统性药物治疗

①口服避孕药。口服避孕药（OC）能抑制内源性促性腺激素，减少肾上腺和卵巢源性雄激素的产生。其中作用较好的是炔雌醇环丙孕酮片，含有炔雌醇0.035mg和醋酸环丙孕酮（CPA）2mg，作用机制是CPA具有抗促性腺激素和抗雄激素活性的作用，炔雌醇则通过抑制促性腺激素介导的卵巢雄激素分泌和增加血浆中性激素结合球蛋白含量而加强治疗效果。此类药物在月经周期第5~25天服用，不能随便停药，否则会造成阴道出血。去毛是一个较慢的过程，需要治疗8~12个月经周期才能得到明显改善。也可以服用其他避孕药，如炔雌醇和炔诺孕酮、炔雌醇和去氧孕烯、炔雌醇和屈螺酮等。

②皮质类固醇。糖皮质激素可以抑制肾上腺源性雄激素的分泌，每天服用地塞米松0.375 mg，持续1年，部分病例可恢复正常。

③5 α－还原酶抑制剂。目前临床上使用的药物有非那雄胺，口服吸收好，可使血清及头皮中的双氢睾酮水平降低60%~70%，减少多毛表现。非那雄胺有2种剂型：每片5 mg 为保列治（proscar），口服用于治疗良性前列腺肥大；每片1 mg 为保法止（propecia），口服用于治疗皮肤病变。非那司提也是5 α－还原酶抑制剂，可以选择性抑制毛囊中5 α－还原酶，因其可导致男胎生殖器畸形，故而并不适用于有生育要求的妇女。

④雄激素受体拮抗剂。环丙孕酮、螺内酯和氟他胺均具有抗雄激素受体作用。

螺内酯为类固醇衍生物，是一种保钾利尿剂，其除了具有醛固酮拮抗作用外，还有对抗雄激素的作用，作为雄激素拮抗剂已广泛用于临床。国外有人用螺内酯治疗多毛症，61% 取得良好效果，16% 无效，其中18例不孕患者中有6例在治疗1年内妊娠，并足月分娩健康婴儿。用法是每天100~200 mg，主要不良反应是多尿、高钾血症、月经不规律和乳房胀痛等。在治疗期间应注意随访和摄入足够的液体。也有专家建议，在治疗时应采取有效的避孕措施，以免影响胎儿的生殖器发育。

氟他胺是临床上常用的雄激素受体拮抗剂，是一种高效非固醇类抗雄激素制剂，具有比螺内酯更强的抗雄激素作用。目前认为该药是无任何雄激素活性的雄激素拮抗剂。用药后患者的皮脂分泌也有减少，伴发的痤疮和雄激素源性脱发好转。用法：每次250 mg，每天1~3次。临床证据表明，氟他胺的疗效不亚于螺内酯。但是大剂量的氟他胺可有皮肤干燥、性欲下降、胃肠反应（12%）和肝功能损害等不良反应，用药有效性和安全性仍存在质疑，因此应慎用此药。因为停用药物后，多毛症会有不同程度的反弹，所以主张尽可能长期用药以防止或延缓复发。

Moghetti 等将40例多毛症女性分成4组，分别给予螺内酯100 mg/d、氟他胺250mg/d、非那司提5 mg/d 和安慰剂治疗6个月，结果表明，各治疗组的 Ferriman-Gallwey 评分均有改善，治疗组间无明显差异。有研究表明，联合应用抗雄激素药和口服避孕药可以增加疗效。另外，口服避孕药还可以预防抗雄激素制剂所致的不规则出血。

⑤噻唑烷二酮类。噻唑烷二酮类（thiazolidinedione）直接影响卵巢的类固醇合成，降低胰岛素和雄激素水平，对多毛症、痤疮、皮脂溢出均有疗效。曲格列酮（troglitazone）因有较严重的肝脏毒性而较少应用，代之以罗格列酮（rosiglitazone，avandia）和吡格列（pioglitazone，actos），主要用于治疗糖尿病，对多毛症治疗也有效。

⑥ RU58841。RU58841是一种新特异性局部抗雄激素药物，系非甾体化合物，其与雄激素受体有高度亲和力，而对血液循环中的雄激素水平无影响。用于局部时，可产生有效的抗雄激素作用，对由雄激素引起的皮肤病如痤疮、脱发及多毛症等的

局部治疗有效。

⑦ GnRH-a 联合口服避孕药（OC）。为避免长期使用 GnRH-a 造成的低雌激素状态对生育期女性的不良影响，在 PCOS 患者中联用 GnRH-a 和 OC 已有所观察和讨论。Leo 等的前瞻性研究提示 GnRH-a 联合 OC 治疗多毛症效果满意，但是这种治疗方案的昂贵限制了它的使用[10]。

⑧ OC 联合抗雄激素药物。Tartagin 等[10]的前瞻性随机单盲研究报道，在治疗多毛症中使用炔雌醇环丙孕酮片的同时在后半周期加用非那雄胺（5mg/d），与单用炔雌醇环丙孕酮片相比，能更快地降低 mF-G 评分（平均时间缩短一半），并有良好的依从性和安全性。

（2）物理治疗和化学方法。女性多毛症可能造成患者巨大的心理负担，加之毛发本身生长周期的特性及药物治疗周期较长的特点（一般需要6个月以上），患者往往更愿意采用物理治疗方法快速解决问题，主要方法有刮除、蜡除、拔除及脱毛剂等，均可有效改善外观，且不会加重多毛症状。此外，激光及电凝除毛也能有效治疗多毛症。需要注意的是物理治疗虽然能改善外表，但对内分泌没有任何影响。

①拔毛或剃毛。拔毛法可采用温度适度的蜡涂于多毛部位，蜡凝固变硬后快速揭去，该部位所有毛干和毛根可被拔出。拔毛法的缺点：一是比较疼痛，蜡油可能引起毛囊炎；二是拔毛同时会诱导毛囊进入生长期，促使新的毛干产生。剃毛只能去除毛干，并不能去除毛根，不久就会有新生毛发长出。

②化学脱毛。通过减弱毛发角蛋白中二硫键的结合而降低毛发的强度，然后摩擦使毛发脱落，但长时间使用可导致皮肤产生红斑、脱屑。在多毛部位可短时间多次应用，以减少副作用的出现。该类疗法包括：eflornithine，FDA已批准其霜剂治疗面部多毛症，非常有效；盐酸依氟鸟氨酸（vaniga）也可用于治疗多毛症。

③电解。将电解针沿着毛干进入毛囊，到达毛乳头水平，通过电流永久性破坏毛囊。电解可以永久性去除毛发，但手术较烦琐，不熟练的操作可导致感染、瘢痕等。

④脉冲激光。根据选择性光热理论，某一特定波长如755 nm或800 nm的激光，能选择性地被毛囊中黑素颗粒吸收，局部产生的能量足以破坏毛囊，而产生永久性脱毛的效果。本法方便、快捷，不会出现灼伤或瘢痕等并发症。术后毛囊周围可出现红斑和风团样表现，数小时内可自行消退，疗效肯定。

（3）PCOS诱发多毛症的特殊治疗

①减肥。在PCOS中，肥胖可加重骨骼肌和脂肪组织的胰岛素抵抗，继发高胰岛素血症，进而诱发高雄激素血症和多毛症。一组试验表明，在PCOS患者中，体重下降5%~10%，可有效纠正高雄激素血症，多毛症表现亦缓解40%~55%。减肥可通过饮食控制及运动等生活方式的调整来实现。

②其他药物治疗。主要通过降低血糖和增强胰岛素敏感性以纠正高胰岛素血症和高雄激素血症进而治疗多毛症。口服降糖药二甲双胍可通过抑制葡萄糖的吸收和合成，增强其在外周

组织的利用及增加胰岛素外周受体数目达到降低胰岛素水平的作用。多个短期研究表明，在接受二甲双胍500 mg、每天3次的治疗后，患者外周血中 LH 下降、SHBG 上升，高雄激素血症得到明显纠正，但缺乏大规模的随机双盲实验以评估其对多毛症的长期疗效。

4. 治疗痤疮

（1）痤疮的治疗原则：纠正毛囊角化异常以保持皮脂排出通畅；降低皮脂腺的功能活动，减少皮脂分泌；减少毛囊内菌群尤其是痤疮丙酸杆菌，抑制细胞外致炎物质的产生。初期积极强化治疗，随后维持治疗和防止新的损害发生，最后为美容措施和对瘢痕的治疗。有中重度痤疮或激素治疗无效的患者，建议到皮肤科就诊，采取相关对症治疗。

推荐 Clark[11] 痤疮分级治疗方案。

①轻度痤疮：外用药治疗。

②中度痤疮：系统应用抗生素加局部外用消除粉刺的药物治疗3个月。如疗效良好，继续用抗生素最少6个月，用量可减少至维持量，同时继续用外用药。如疗效不好，有少量瘢痕形成时，则改换抗生素，或考虑是否治疗；若患者治疗依从性差或瘢痕明显，则可口服异维 A 酸治疗。

③重度痤疮：抗生素系统治疗同时口服异维 A 酸。

（2）痤疮的一般治疗：注意个人卫生。经常用温水及肥皂洗涤局部，禁止用手挤压。少食脂肪及糖类，避免饮酒及刺激性食物。保持大便通畅。

（3）痤疮的药物治疗。

①异维A酸类。维A酸具有抑制皮脂腺活性、控制角化过程和炎症、抑制痤疮丙酸杆菌等综合作用。推荐用量为0.5~1.0 mg/(kg·d)，分2次口服，疗程一般15~20周，易有肝功能损害。

②抗生素。抗生素明显抑制痤疮丙酸杆菌的生长，直接抑制炎症反应。应用时是口服还是外用，主要取决于皮肤受累的区域和皮损的严重程度。常用于局部治疗的抗生素有红霉素、甲硝唑、氯霉素、克林霉素。如1%磷酸氯洁素、2%氯霉素搽剂，或3%红霉素+5%过氧化苯甲酰，或2%红霉素+0.015%异维A酸。常用口服治疗痤疮的抗生素有四环素、红霉素、罗红霉素、米诺环素、多西环素、克林霉素等。罗红霉素150 mg，每天2次，4周为1个疗程；或米诺环素50 mg，每天2次。

③抗雄激素药物。雄激素在痤疮的发病中只起辅助作用，因此，抗雄激素治疗并不作为治疗的常规疗法。抗雄激素药物包括以下几种：

醋酸环丙孕酮（CPA）：为雄激素受体的竞争抑制剂，阻止DHT与雄激素受体的结合，并且抑制雄激素受体复合物移至核内，具有明显的抑制皮脂溢出的作用。炔雌醇环丙孕酮片含有炔雌醇和醋酸环丙孕酮，在月经周期的第5~25天服用，可以明显改善皮脂溢出。研究发现，治疗3个月后皮脂溢出率（SER）减少85.5%。

螺内酯：可选择性破坏性腺和肾上腺的细胞色素P450酶系统，抑制雄激素生成酶的活性，减少雄激素的产生。螺内酯还是一种局部DHT受体竞争抑制剂，可直接作用于皮脂腺，与DHT竞争雄激素受体，其与雄激素受体的结合力是DHT的10~20倍。每天应用200 mg，第一个月SER减少50%，第4个月时减少75%。螺内酯主要用于：①成年女性炎症性痤疮；②提示有激素影响的患者；③对常规外用或系统治疗不能耐受或不适应的患者。应用时注意定期查血钾、测血压。

西咪替丁：与DHT竞争雄激素受体，抗雄激素弱，可改善痤疮症状，且不影响血清雄激素水平。用法：1.6 g/d，治疗3个月后SER降低。

糖皮质激素：抑制肾上腺和卵巢激素的产生，且小剂量的地塞米松具有抗炎作用。适用于聚合性痤疮、囊肿性痤疮的炎症期和暴发性痤疮。用法：泼尼松10~20 mg/d或地塞米松0.25~0.75 mg夜间顿服，好转后逐渐减量。

5α－还原酶抑制剂：如非那雄胺（保列治）具有治疗多毛症、雄激素源性脱发和痤疮的作用，但一般不应用于女性。

酮康唑：大剂量应用时有抗雄激素作用，因肝损害大，现已不用。

氟他胺（utamide，FTD）：非甾体类抗雄激素制剂，通过竞争抑制DHT，影响靶器官对雄激素的反应，由于其对肝有损害，现已很少应用。

（4）锌制剂。红霉素和锌的混合制剂可克服痤疮丙酸杆菌对红霉素的耐药性，目前常用的口服锌制剂有硫酸锌、葡萄糖酸锌、甘草酸锌等。

（5）中药治疗以清肺热、祛肺风为主，可用枇杷清肺饮加减（枇杷叶10 g，桑白皮15 g，黄芩、夏枯草、连翘各9 g，金银花15 g，海浮石30 g，甘草3 g），水煎服，每天1剂。也可用颜倒散（大黄、硫黄各等量，研细末）水调外搽。

5. PCOS 痤疮的治疗

当痤疮作为 PCOS 的皮肤表现时除了按照痤疮的分级治疗外，还需要抗雄激素治疗，虽然此治疗是对痤疮的辅助治疗，却是必要的。其治疗方案需要根据患者的生育要求而制订。有生育要求者，用促排卵药物；无生育要求者，可用口服避孕药、醋酸环丙孕酮、雄激素受体拮抗剂、糖皮质激素等药物。

（1）有生育要求者首选促排卵药，对一些促排卵反应不佳的患者或高雄激素症状明显的患者，可先用1~3个周期的复方口服避孕药治疗，能明显改善痤疮、多毛的症状。国内有研究应用 GnRH-a 联合炔雌醇环丙孕酮片治疗 PCOS 患者，治疗6个月后发现痤疮改善，月经规律，能良好耐受治疗。

（2）无生育要求者首选复方口服避孕药。复方口服避孕药主要由雌激素和孕激素组成，能抑制垂体 LH 的分泌，使血雄激素分泌降低，其中，雌激素还能增加性激素结合蛋白的水平，使游离雄激素水平降低。复方口服避孕药也可能通过抑制细胞色素 P450（P450C）17α-羟化酶而减少肾上腺来源的雄激素。其中炔雌醇环丙孕酮片有较强的降雄激素的作用，有文献报道，炔雌醇环丙孕酮片与 GnRH-a 联合应用效果更好[12]。Falsetti[13]用炔雌醇环丙孕酮片对140例 PCOS 妇女进行了60个周期的治疗，发现6个周期后内分泌有改善，所有患者治疗12~24个周期痤疮均消失。

二甲双胍作为治疗 PCOS 的用药，可以增加外周组织对葡萄糖的摄取和利用，减轻胰岛素依赖，降低高胰岛素血症。它可以降低增高的雄激素，尤其是游离的雄激素，从而减轻痤疮的症状。

6. 治疗痤疮的局部用药

（1）5% 螺内酯：动物实验表明，5% 螺内酯可缩小皮脂腺体积（30%），减少皮脂腺分泌。

（2）10% 伊诺特隆醋酸溶液：为人工合成的非甾体类局部抗雄激素制剂，竞争性与雄激素受体结合。Lookingbill 的研究表明[14]，应用16周可较明显减少痤疮患者的炎性丘疹，但对皮脂溢出的影响与对照组无差别。

（3）3%17α－丙基甲双氢睾：为 DHT 的类似物，与 DHT 竞争靶器官雄激素受体。应用13周所有患者的 SER 减少4%~70%。

7. 监测

对于有高雄激素血症的 PCOS 患者在抗雄激素治疗阶段应在接受治疗3~6个月时复查雄激素水平。如果3个月内总的雄激素水平未下降，则需考虑是否存在隐匿性赘生物。如果总SHBG 或游离雄激素水平未完全恢复正常，则说明口服避孕药中雌激素含量不足，需加量。只要雄激素和 SHBG 完全恢复正常，就不需要对雄激素水平进行长期持续的监测。

二、手术治疗

（一）腹腔镜下卵巢打孔术（laparoscopic ovarian drilling，LOD）

对LH和游离雄激素升高者效果较好。LOD通过破坏产生雄激素的卵巢间质，间接调节垂体－卵巢轴，使血清LH水平下降，从而增加妊娠机会，并可能降低流产的危险。在腹腔镜下对多囊卵巢应用电针或激光打孔，每侧卵巢打孔4个为宜，并且注意打孔深度和避开卵巢门，可获得90%排卵率和70%妊娠率。LOD可能出现的问题有治疗无效、盆腔粘连及卵巢功能低下。

（二）卵巢楔形切除术

将双侧卵巢各楔形切除1/3可降低雄激素水平，减轻多毛症状，提高妊娠率。术后卵巢周围粘连发生率较高，临床已不常用。

三、辅助生育治疗

（一）人工授精

宫腔内人工授精（IUI）是通过非性交的方式将精液放入女性子宫腔内。早期的IUI主要解决夫妇的不孕问题，现在随着多学科的进展，还促进了优生学的发展。

使用丈夫精液者为夫精人工授精（AIH），使用供精者精子为供精人工授精（AID）。使用新鲜精液进行 IUI 者为鲜精人工授精；将精液预先冷冻在液氮内，使用前解冻者称为冻精人工授精。

1. 适应证及禁忌证

（1）夫精人工授精

①适应证

男方因素：轻度精液异常，密度＜1500×10^5/mL，精液量＜1.5 mL，前向运动精子百分率＜32%；性功能障碍，如严重的早泄、阳痿等；男方生殖器畸形，如尿道上、下裂等；精神或神经因素及免疫性不育。

女方因素：经证实至少有单侧通畅的输卵管；宫颈因素不孕，如宫颈管狭窄、粘连，宫颈肌瘤等；生殖道畸形及心理因素导致的性交不能；免疫性不孕及不明原因的不孕。

②禁忌证

女方患有生殖泌尿系统急性感染或性传播疾病，女方患有严重的遗传疾病、躯体疾病或精神疾患；女方接触致畸量的射线、毒物、药品并处于作用期；女方有吸毒等不良嗜好；存在输卵管因素造成精子和卵子结合障碍，如双侧输卵管阻塞或切除等；女方子宫不具备妊娠功能或严重躯体疾病不能承受妊娠。

（2）供精人工授精

供精人工授精主要适用于：

①不可逆的无精子症、严重的少精症、弱精症和畸精症；

②输精管复通失败；

③射精障碍；

④男方和（或）家族有不宜生育的严重遗传性疾病；

⑤母儿血型不合不能得到存活新生儿。

供精需经卫生行政部门审批的精子库提供方可使用。一名供精者只能使5名妇女妊娠，精子库有义务严格记录相关内容以协助供精者的后代进行婚前咨询。

适应证①、②、③中，除不可逆的无精子症外，其他需行供精人工授精技术的患者，医务人员必须向其交代清楚通过卵细胞质内单精子显微注射技术也可能使其有自己血亲的后代，如果患者本人仍坚持放弃通过卵细胞质内单精子显微注射技术助孕的权益，则必须与其签署知情同意书后，方可采用供精人工授精技术助孕。

（二）体外受精－胚胎移植术

体外受精－胚胎移植（in vitro fertilization-embryo transfer，IVF-ET）技术是将精子和卵子在体外的培养液中受精，发育的胚胎移植回母体的宫腔内，达到妊娠的目的。

对于排卵障碍、顽固性 PCOS 患者，连续应用3个周期的促排卵 IUI 后，仍未妊娠者；或辅助治疗加促排卵治疗后仍无排卵并急待妊娠的患者；合并有输卵管阻塞、男性因素及不明原因不孕者，可以选择体外受精－胚胎移植助孕。但 PCOS 的高雄激素血症和胰岛素抵抗，造成其内分泌、代谢系统的多种紊乱，使 PCOS 患者在进行 IVF 治疗时易发生 Gn 的反应不稳定，导致卵泡不长或卵泡数过多、OHSS 发生率增高；过高的 LH 水平使卵母细胞质量下降，受精率降低，这是 PCOS 患者 IVF 治疗中的相对难点问题。

参考文献

[1] 周星，李臻臻，仲少敏，等．痤疮与性激素及相关疾病的关系 [J]. 中国美容医学，2020，29（3）：19–22.

[2] 中华医学会糖尿病学分会．中国2型糖尿病防治指南（2020年版）[J]. 中华内分泌代谢杂志，2021，37（4）：311–398.

[3] 基层心血管病综合管理实践指南2020[J]. 中国医学前沿杂志：电子版，2020，12（8）：1–73.

[4] 王爱英，李雪梅，王桂香，等．二甲双胍、罗格列酮联合来曲唑用于多囊卵巢综合征促排卵治疗的效果观察 [J]. 世界最新医学信息文摘，2017，17（15）：52–53.

[5] 林珊珊，蒋凤艳，滕红艳．达英 –35联合二甲双胍治疗青春期多囊卵巢综合征疗效 Meta 分析 [J]. 中国医药科学，2019，9（2）：25–33.

[6] 乔杰，马彩虹，刘嘉茵，等．辅助生殖促排卵药物治疗专家共识 [J]. 中华生殖与避孕杂志，2015，35（4）：211–223.

[7] 中医药与中西医结合临床研究方法指南 [J]. 中国中西医结合杂志，2015，35（8）：901–932.

[8] 孙丽君，赵贝，胡继君，等．三种促排卵方案在体外受精/卵胞质内单精子注射卵巢低反应患者中的应用 [J]. 中华生殖与避孕杂志，2018，38（3）：186–191.

[9] 马丽爽，姚美玉，吴效科．青春期多囊卵巢综合征的治疗 [J]. 国外医学：妇幼保健分册，2005，16（3）：172–175.

[10] 李洁思，陈雷宁，张建平．多囊卵巢综合征相关性皮肤损害的内分泌治疗现状与进展 [J]. 岭南皮肤性病科杂志，2005，12（2）：182–184.

[11] 鞠强．中国痤疮治疗指南（2019修订版）[J]. 临床皮肤科杂志，2019，48（9）：583–588.

[12] 杜晓果，杨蕊，陈新娜，等．口服避孕药预处理时间对预期卵巢低反应患者临床结局的影响 [J]. 生殖医学杂志，2020，29（2）：162–168.

[13] 陈咏健，张小为．复方口服避孕药治疗痤疮与多毛 [J]. 实用妇产科杂志，2004，20（6）：329–330.

[14] 弓娟琴．痤疮的抗雄激素治疗 [J]. 国外医学：皮肤性病学分册，1998，24（3）：131–134.

第六章　多囊卵巢综合征的中医药治疗

一、概述

本病归属于祖国医学“月经后期”“闭经”“不孕症”“肥胖”等范畴[1]。中医认为本病的发生与肾、肝、脾三脏的功能失调有关。《傅青主女科》言“经水出诸肾”，即调节月经要重肾补肾。经水以肾中阴精的化生为物质基础，精满才能化，精充则血充，精亏则血少。心主血，肝藏血，脾、胃化生气血，肺则贯穿百脉，肾藏精，精化血，皆维持月经之正常。叶天士云“女子以肝为先天”，肝血系女子经血的主要来源，女子以血为体。肝藏血，主疏泄，喜条达，体阴而用阳。东垣曰：“妇人脾胃久虚，形体羸弱，气血俱衰，而致经水断绝不行。”气血是化生月经的基本物质，气血充盛，血海按时满盈，才能经事如期。气血的化生主要靠脾、胃正常运化。可见，肝、脾、肾三脏功能失调是导致 PCOS 发病的重要原因。

二、病因病机

本病病因多端，病机复杂，常见病因病机为肾气不足，血海空虚，冲任失调；脾虚痰阻，统摄失职，气血紊乱；肝失疏泄，致气滞或郁而化热，肝火上升。

（一）肾虚

先天不足，禀赋素弱，或年少多病，阴阳失衡，肾气不充，天癸迟至，冲任不盛，血海不盈，而致月经后期，甚至经闭不行而难以受孕。

（二）痰湿阻滞

素体肥胖，痰湿内盛，或饮食劳倦，或忧思过度，损伤脾气，脾失健运，痰湿内生，阻滞冲任、胞脉，而致月经稀少或经闭不来，不能摄精成孕。

（三）气滞血瘀

情志内伤，肝气郁结，气滞血行受阻，或经行、产后调摄不慎，房事所伤，邪气与余血相结，瘀阻冲任，致冲任、胞脉阻滞，胞宫藏泻失职，月经不行，而致不孕。

（四）肝经湿热

湿热蕴结肝经，循经下注，冲任失养，气机郁滞不畅则肝气不舒，郁而化火，内外相和，冲任失司则月事不调，难以子嗣；湿热上扰，气血瘀滞则面部痤疮、毛发浓密。

三、辨证论治

（一）处方用药

1. 肾虚

（1）症状：月经后期，量少、色淡、质稀，渐至闭经，偶有先后无定期或崩漏，婚久不孕。头晕耳鸣，腰膝酸软，精神不振，或形寒肢冷，小便清长，大便不实，性欲淡漠，或形体肥胖多毛。舌质淡、苔薄白，脉细无力。

（2）证候分析：肾主生殖，肾虚则冲任失养，血海不充，故月经后期、量少及不孕。肾虚则髓海不足，清窍失养，故头晕耳鸣。腰为肾之府，肾虚则腰膝酸软。肾阳不足，命门火衰，则性欲淡漠、形寒肢冷、小便清长、大便不实。肾为作强之官并藏精，肾虚则精神不振。肾阳不足，气化不利，水湿停留，脂膏壅积，故形体肥胖且多毛。舌质淡，苔薄白，脉细无力，均为肾虚之表现。

（3）治则：补肾填精，调补冲任。

（4）方药：右归丸（《景岳全书》）。

熟地黄10g，山药10g，山茱萸10g，枸杞子12g，鹿角胶

10 g，菟丝子15 g，杜仲15 g，当归10 g，肉桂6 g，制附子10 g。

（5）方义：附子、肉桂加血肉有情的鹿角胶温补肾阳、填精补髓；熟地黄、山茱萸、山药、枸杞子、杜仲滋阴益肾；当归养血调经。诸药配伍，共奏温阳补肾、填精益血、滋养冲任之功。

（6）加减：月经量多者，去附子、肉桂、当归温阳活血之品，酌加党参15 g、黄芪15 g、炮姜炭6 g、艾叶炭6 g、牡蛎（先煎）30 g，以益气温阳摄血；青春期患者或伴子宫发育不良者，酌加紫河车10 g、覆盆子10 g、何首乌20 g、肉苁蓉15 g、紫石英20 g、淫羊藿15 g、巴戟天10 g，以增滋肾补肾之功；有浮肿、纳差、便溏者，酌加炒白术15 g、茯苓15 g、砂仁6 g、莲子肉15 g、炮姜6 g等，以健脾止泻；痰湿壅阻者，酌加半夏10 g、浙贝母10 g、皂角刺15 g、山慈菇15 g、穿山甲15 g，以化痰散结。

2. 痰湿阻滞

（1）症状：月经量少，经行延后，甚或闭经、崩漏，婚久不孕。或带下量多，头晕头重，胸闷泛恶，四肢倦怠，或喉间多痰，大便不实，形体肥胖，多毛。苔白腻，脉滑或濡。

（2）证候分析：湿为阴邪，其性重浊濡滞，聚而成痰，痰湿内停，阻滞气机，气血运行不畅，则月经后期，量少，甚至闭经、崩漏。痰湿壅积，胞脉闭塞，不能摄精成孕，故婚久不孕。痰湿内阻，升降失宜，清阳不升，故头晕头沉、胸闷泛恶、喉间多痰。脾主四肢，湿困脾土，故四肢倦怠。脾虚湿浊下注，则带下量多。痰湿脂膏壅积，故形体肥胖且多毛。苔白腻，脉滑，为痰湿之征。

（3）治则：化痰除湿，理气调经。

（4）方药：苍附导痰汤（《叶天士女科诊治秘方》）。

茯苓12 g，法半夏10 g，陈皮9 g，甘草3 g，苍术10 g，香附10 g，胆南星10 g，枳壳10 g，神曲12 g，生姜3片。

（5）方义：茯苓、半夏、陈皮、甘草为二陈汤，化痰燥湿，和胃健脾；配以苍术以增燥湿健脾之力；胆南星化痰燥湿；香附、枳壳理气行滞；生姜温中和胃。全方共奏燥湿健脾、行气消痰之功。

（6）加减：月经量少、错后或闭经者，酌加川芎10 g、当归15 g、泽兰10 g、川牛膝15 g以养血活血通经；痰多，形体肥胖，多毛明显者，酌加山慈菇15 g、穿山甲12 g、皂角刺15 g、石菖蒲10 g，以化痰活络；小腹结块形成癥瘕（卵巢增大，胞膜厚）者，酌加昆布15 g、海藻15 g、夏枯草15 g、莪术15 g，以软坚散结消癥。

3. 气滞血瘀

（1）症状：月经延后，或量少不畅，经行腹痛拒按，伴有血块，块出疼减，甚者闭经不行。偶或崩漏，或月经量多，婚后不孕。精神抑郁，胸胁胀满。舌质黯紫，或边尖瘀点，脉沉弦或沉涩。

（2）证候分析：气滞则血滞，气滞血瘀，血海不能按时满盈，故月经延后，甚至闭经。冲为血海，任主胞胎，冲任失调，不能摄精成孕，故婚后不孕。气滞不宣则精神郁闷，胸胁胀满。

气滞血瘀，冲任阻滞，故经行腹痛拒按。瘀血内停，新血不得归经，崩漏不止。舌黯紫有瘀点，脉弦或涩，均为瘀滞之象。

（3）治则：理气活血，化瘀调经。

（4）方药：膈下逐瘀汤（《医林改错》）加减。

当归10g，川芎10g，赤芍12g，桃仁10g，红花6g，枳壳12g，延胡索10g，五灵脂10g，牡丹皮10g，白芍15g，香附9g，甘草6g。

（5）方义：桃仁、红花、川芎、赤芍、牡丹皮活血行瘀；枳壳、香附理气行滞，当归养血和血；延胡索、五灵脂化瘀止痛；甘草缓急止痛，调和诸药。全方具有行气活血、化瘀调经之功。

（6）加减：经前胸胁、乳房、小腹胀痛，心烦易怒者，酌加青皮10g、木香6g、柴胡12g，以舒肝解郁，行气止痛；腹中癥瘕久不消散者，酌加三棱10g、莪术15g、没药10g、路路通10g，以活血化瘀消癥。

4. 肝经湿热

（1）症状：月经稀发，月经稀少或闭经，月经紊乱，婚久不孕。体形壮实，毛发浓密，面部痤疮，经前乳房胀痛，大便秘结。苔薄黄，脉弦或弦数。

（2）证候分析：妇女一生血不足而气有余，气机郁滞不畅则脾胃运化失司，水湿不运则化生痰湿，痰湿日久则化热，气机郁滞则肝气不舒，郁而化火，内外相和，肝经湿热流注冲任二脉，冲任失司则月事不调，难以子嗣；肝经郁滞则胸胁胀痛；

痰湿壅盛则体形壮实；湿热上扰，气血郁滞，则表现为面部痤疮、毛发浓密。

（3）治则：泻肝清热，除湿调经。

（4）方药：龙胆泻肝汤加减。

龙胆草6g，黄芩10g，栀子12g，泽泻15g，木通6g，车前子12g，当归12g，生地黄15g，柴胡10g，生甘草6g。

（5）方义：方中龙胆草大苦大寒，既能清利肝胆实火，又能清利肝经湿热，故为君药。黄芩、栀子苦寒泻火，燥湿清热，共为臣药。泽泻、木通、车前子渗湿泄热，导热下行；实火所伤，损伤阴血，故用当归、生地黄养血滋阴，邪去而不伤阴血；共为佐药。柴胡舒畅肝经之气，引诸药归肝经；甘草调和诸药；共为佐使药。

（6）加减：大便秘结明显者，酌加大黄6g、芒硝10g，以清热泻火通便；乳房胸胁胀满甚者，酌加郁金12g、王不留行10g、路路通10g，以疏肝通络散结。

（二）中成药

1. 右归丸

功能：温肾填精，养血调经。适用于肾虚型。蜜丸，每丸重9g。口服，每次1丸，每日3次。

2. 二陈丸

功能：化痰燥湿。适用于痰湿阻滞型。水丸，50粒重3g。口服，每次6g，每日3次。

3. 丹栀逍遥丸

功能：疏肝解郁，清热泻火。适用于肝郁化火型。水丸，每袋内装18 g；蜜丸，每丸重6 g。口服，水丸每次服6~9 g，蜜丸每次服1丸，每日2次。

4. 血府逐瘀丸

功能：活血化瘀，理气止痛。适用于气滞血瘀型。蜜丸，每丸重9 g。每次1丸，每日2次。温开水或姜水送服。

四、辨病论治

中医史籍对本病无专门记载，但根据其症状可归于“月经后期”“闭经”“不孕症”“肥胖”等范畴。当肾－天癸－冲任－胞宫轴功能失常，脏腑、经络、气血功能失调，则易出现月经后期、闭经、不孕、肥胖等症。探寻古代医家对该病的认识，溯其源流，通过对古医籍的整理，将该病论治归纳如下。

（一）月经后期

月经周期错后7天以上，甚至3~5个月一行，经期正常者，称为“月经后期”，亦称“经期错后”“经迟”。

本病相当于西医学的月经稀发。月经后期如伴经量过少，常可发展为闭经。

1. 病因病机

主要发病机理是精血不足或邪气阻滞，血海不能按时满溢，遂致月经后期。常见的分型有肾虚、血虚、血寒、气滞和痰湿。

（1）肾虚。先天肾气不足，或不节房事，房劳多产，损伤肾气，肾虚冲任不足，血海不能按时满溢，遂致经行错后。

（2）血虚。数伤于血，或产多乳众，病后体虚，饮食减少，化源不足，营血衰少，冲任不足，血海不能按时满溢，遂致经行错后。

（3）血寒

①虚寒：素体阳虚，或久病伤阳，阳虚内寒，脏腑失于温养，生化失期，气虚血少，冲任不足，血海不能按时满溢，遂致经行错后。

②实寒：经产之时，感受寒邪，或过服寒凉，寒邪搏于冲任，血为寒凝，胞脉不畅，血行迟滞，血海不能按时满溢，遂致经行错后。

（4）气滞。素性抑郁，情志不遂，气不宣达，血为气滞，冲任不畅，气血运行迟滞，血海不能按时满溢，遂致经行错后。

（5）痰湿。素体肥胖，痰湿内盛，或劳逸过度，饮食不节，损伤脾气，脾失健运，痰湿内生，痰湿下注冲任，壅滞胞脉，气血运行缓慢，血海不能按时满溢，遂致经行错后。

2. 辨证论治

以月经错后、经期基本正常为辨证要点。治疗须辨明虚实，虚证治以温经养血，实证治以活血行滞。

（1）肾虚型

主要证候：经期错后，量少、色淡暗、质清稀，腰酸腿软，头晕耳鸣，带下清稀，面色晦暗，或面部暗斑。舌淡黯，苔薄白，脉沉细。

证候分析：肾虚精血亏少，冲任不足，血海不能按时满溢，故经行错后，量少、色淡暗、质清稀；肾主骨生髓，脑为髓海，腰为肾之府，肾虚则腰酸腿软，头晕耳鸣；肾气虚，水失气化，湿浊下注，带脉失约，故带下清稀；肾主黑，肾虚则肾色上泛，故面色晦暗或面部暗斑。舌淡黯，苔薄白，脉沉细，为肾虚之征。

治则：补肾益气，养血调经。

方药：大补元煎（《景岳全书》）。

人参、山药、熟地黄、杜仲、当归、山茱萸、枸杞子、炙甘草。

方义：人参、山药、杜仲补肾气以固命门；山茱萸、枸杞子补肾填精而生血；当归、熟地黄养血益阴；甘草调和诸药。全方共奏补肾益气、养血调经之效。

加减：月经量少者，酌加紫河车、肉苁蓉、丹参，养精血以行经；带下量多者，酌加鹿角霜、金樱子、芡实，以固涩止带；月经错后过久者，酌加肉桂、牛膝，以温经活血、引血下行。

（2）血虚型

主要证候：经期错后，量少、色淡、质稀，小腹空痛，头晕眼花，心悸失眠，皮肤不润，面色苍白或萎黄。舌淡，苔薄，脉细无力。

证候分析：营血虚少，冲任不能按时通盛，血海不能如期满溢，故月经错后，量少、色淡质稀；血虚胞脉失养，故小腹空痛；血虚上不荣清窍，故头晕眼花；血虚外不荣肌肤，故皮肤不润、面色苍白或萎黄；血虚内不养心，故心悸失眠。舌淡，苔薄，脉细无力，也为血虚之征。

治则：补血养营，益气调经。

方药：人参养荣汤（《和剂局方》）。

人参、白术、茯苓、炙甘草、当归、白芍、熟地黄、肉桂、黄芪、五味子、远志、陈皮、生姜、大枣。

加减：月经过少者，去五味子，酌加丹参、鸡血藤；经行小腹隐隐作痛者，重用白芍，酌加阿胶、香附。

（3）血寒型

①虚寒证

主要证候：经期错后，量少、色淡、质稀，小腹隐痛，喜热喜按，腰酸无力，小便清长，面色㿠白。舌淡，苔白，脉沉迟无力。

证候分析：阳气不足，阴寒内盛，脏腑虚寒，气血生化不足，气虚血少，冲任不能按时通盛，血海满溢延迟，故月经推迟而至，量少、色淡、质稀；胞中虚寒，胞脉失于温养，故经行小腹隐隐作痛、喜热喜按；阳虚肾气不足，外府失养，故腰酸无力；阳气不布，故面色㿠白；膀胱虚寒，失于温煦，故小便清长。舌淡，苔薄，脉沉迟无力，为虚寒之征。

治则：温经扶阳，养血调经。

方药：大营煎（《景岳全书》）。

当归、熟地黄、枸杞子、炙甘草、杜仲、牛膝、肉桂。

方义：肉桂温经扶阳，通行血脉；熟地黄、当归、枸杞子、杜仲补肾填精养血；牛膝活血通经，引血下行。全方共奏温经扶阳、养血调经之效。

加减：经行小腹痛者，酌加巴戟天、小茴香、香附；虚甚者，加人参。

②实寒证

主要证候：经期错后，量少、经色紫黯有块，小腹冷痛拒按，得热痛减，畏寒肢冷。舌黯，苔白，脉沉紧或沉迟。

证候分析：寒邪客于冲任，血为寒凝，运行不畅，血海不能按期满溢，故月经推迟而至，量少；寒凝血滞，故经色紫黯有块；寒邪客于胞中，气血运行不畅，“不通则痛”，故小腹冷痛，得热后气血稍通，故小腹痛减；寒为阴邪，易伤阳气，阳气不得外达，故畏寒肢冷。舌黯，苔白，脉沉紧或沉迟，也为实寒之征。

治则：温经散寒，活血调经。

方药：温经汤（《妇人大全良方》）。

人参、当归、川芎、白芍、肉桂、莪术、牡丹皮、甘草、牛膝。

方义：肉桂温经散寒，通脉调经；当归、川芎养血活血调经；人参甘温补气，助肉桂通阳散寒；莪术、牡丹皮、牛膝活血祛瘀，助当归、川芎通行血滞；白芍、甘草缓急止痛。全方共奏温经散寒、活血调经之效。

加减：经行腹痛者，加小茴香、香附、延胡索，以散寒止痛；月经过少者，酌加丹参、益母草、鸡血藤，以养血活血调经。

（4）气滞型

主要证候：经期错后，量少、经色黯红或有血块，小腹胀痛，精神抑郁，胸闷不舒。舌象正常，脉弦。

证候分析：血为气滞，冲任气血运行不畅，血海不能按时满溢，故月经错后，量少；气滞血瘀，故经色黯红，或有小血块；气机不畅，经脉壅滞，故小腹胀痛，精神抑郁，胸闷不舒。脉弦也为气滞之征。

治则：理气行滞，活血调经。

方药：乌药汤（《兰室秘藏》）。

乌药、香附、木香、当归、甘草。

方义：乌药理气行滞，香附理气调经，木香行气止痛，当归活血行滞调经，甘草调和诸药。全方共奏行气活血调经之效。

加减：小腹胀痛甚者，酌加莪术、延胡索；乳房胀痛明显者，酌加柴胡、川楝子、王不留行；月经过少者，酌加鸡血藤、川芎、丹参。

（5）痰湿型

主要证候：经期错后，量少、色淡、质黏，头晕体胖，心悸气短，脘闷恶心，带下量多。舌淡胖，苔白腻，脉滑。

证候分析：痰湿内盛，滞于冲任，气血运行不畅，血海不能如期满溢，故经期错后，量少、色淡、质黏；痰湿停于心下，气机升降失常，故头晕、心悸气短、脘闷恶心；痰湿流注下焦，损伤带脉，带脉失约，故带下量多。舌淡胖，苔白腻，脉滑，也为痰湿之征。

治则：燥湿化痰，活血调经。

方药：芎归二陈汤（《丹溪心法》）。

陈皮、半夏、茯苓、甘草、生姜、川芎、当归。

方义：半夏、陈皮、甘草燥湿化痰，理气和中；茯苓、生姜渗湿化痰；当归、川芎养血活血。全方使痰湿除，经脉无阻，其经自调。

加减：脾虚食少、神倦乏力者，酌加人参、白术；脘闷呕恶者，酌加砂仁、枳壳；白带量多者，酌加苍术、车前子。

（二）闭经

女子年逾18周岁，尚未来潮，或月经来潮后又中断6个月以上者，称为“闭经”，前者称原发性闭经，后者称继发性闭经，古称“女子不月”“月事不来”“经水不通”“经闭”等。妊娠期、哺乳期或更年期的月经停闭属生理现象，不作闭经论，有的少女初潮2年内偶尔出现月经停闭现象，可不予治疗。

本病属难治之症，病程较长，疗效较差，因此，必要时应采用多种方法综合治疗以提高疗效。因先天性生殖器官缺如或后天器质性损伤致无月经者，因药物治疗难以奏效，不属本节讨论范围。

1. 病因病机

发病机理主要是冲任气血失调，有虚、实2个方面，虚者由于冲任亏败，源断其流；实者因邪气阻隔冲任，经血不通。导致闭经的病因复杂，有先天因素，也有后天获得，可由月经不调发展而来，也有因他病致闭经者。常见的分型有肾虚、脾虚、血虚、气滞血瘀、寒凝血瘀和痰湿阻滞。

（1）肾虚。先天不足，少女肾气未充，精气未盛，或房劳多产，久病伤肾，以致肾精亏损，冲任气血不足，血海不能满溢，遂致月经停闭。

（2）脾虚。饮食不节，思虑或劳累过度，损伤脾气，气血化生之源不足，冲任气血不充，血海不能满溢，遂致月经停闭。

（3）血虚。素体血虚，或数伤于血，或大病久病，营血耗损，冲任血少，血海不能满溢，遂致月经停闭。

（4）气滞血瘀。七情内伤，素性抑郁，或忿怒过度，气滞血瘀，瘀阻冲任，气血运行受阻，血海不能满溢，遂致月经停闭。

（5）寒凝血瘀。经产之时，血室正开，过食生冷，或涉水感寒，寒邪乘虚客于冲任，血为寒凝成瘀，滞于冲任，气血运行阻隔，血海不能满溢，遂致月经停闭。

（6）痰湿阻滞。素体肥胖，痰湿内盛，或脾失健运，痰湿内生，壅塞冲任，气血运行受阻，血海不能满溢，遂致月经停闭。

2. 辨证论治

在确诊闭经之后，尚须明确是经病还是他病所致，因他病致闭经者，先治他病，然后调经。

辨证重在辨明虚实或虚实夹杂的不同情况。治疗上，虚证者治宜补肾滋肾，或补脾益气，或补血益阴，以滋养经血之源；实证者治宜行气活血，或温经通脉，或祛邪行滞，以疏通冲任经脉。本病虚证多实证少，切忌妄行攻破之法，犯虚虚实实之戒。

（1）肾虚型

①肾气虚证

主要证候：月经初潮来迟，或月经后期量少，渐至闭经，头晕耳鸣，腰酸腿软，小便频数，性欲淡漠。舌淡红，苔薄白，脉沉细。

证候分析：肾气不足，精血衰少，冲任气血不足，血海不能满溢，故月经初潮来迟，或后期量少，渐至停闭；肾虚不能化生精血，髓海、腰府失养，故头晕耳鸣，腰酸腿软；肾气虚，阳气不足，故性欲淡漠；肾虚不能温化膀胱，故小便频数。舌淡红，苔薄白，脉沉细，也为肾气虚之征。

治则：补肾益气，养血调经。

方药：大补元煎（见“月经后期—肾虚型”）加丹参、牛膝。

加减：闭经日久、畏寒肢冷甚者，酌加菟丝子、肉桂、紫河车；夜尿频数者，酌加金樱子、覆盆子。

②肾阴虚证

主要证候：月经初潮来迟，或月经后期量少，渐至闭经，头晕耳鸣，腰膝酸软，或足跟痛，手足心热，甚则潮热盗汗，心烦少寐，颧红唇赤。舌红，少苔或无苔，脉细数。

证候分析：肾阴不足，精血亏虚，冲任气血虚少，血海不能满溢，故月经初潮来迟，或后期量少，渐至停闭；精亏血少，上不能濡养空窍，故头晕耳鸣，下不能濡养外府，故腰膝酸软，或足跟痛；阴虚内热，故手足心热；热劫阴液外泄，故潮热盗汗；虚热内扰心神，则心烦少寐；虚热上浮，则颧红唇赤。舌红，少苔或无苔，脉细数，也为肾阴虚之征。

治则：滋肾益阴，养血调经。

方药：左归丸。

熟地黄、山药、枸杞子、山茱萸、川牛膝、菟丝子、鹿角胶、龟甲胶。

加减：潮热盗汗者，酌加青蒿、鳖甲、地骨皮；心烦不寐者，酌加柏子仁、丹参、珍珠母；阴虚肺燥、咳嗽咯血者，酌加白及、仙鹤草。

③肾阳虚证

主要证候：月经初潮来迟，或月经后期、量少，渐至闭经，头晕耳鸣，腰痛如折，畏寒肢冷，小便清长，夜尿多，大便溏薄，面色晦暗，或目眶黯黑。舌淡，苔白，脉沉弱。

证候分析：肾阳虚衰，脏腑失于温养，精血化生之源不足，冲任气血不足，血海不能满溢，故月经初潮来迟，或月经后期、量少，渐至停闭；肾阳虚衰，阳气不布，故形寒肢冷；肾阳虚，不足以温养髓海、外府，故头晕耳鸣，腰痛如折；肾阳虚膀胱气化失常，故小便清长，夜尿多；肾阳虚不能温运脾阳，运化失司，故大便溏薄；肾在色为黑，肾阳虚，故面色晦暗，目眶黯黑。舌淡，苔白，脉沉弱，也为肾阳虚之征。

治则：温肾助阳，养血调经。

方药：十补丸（《济生方》）。

熟地黄、山药、山茱萸、泽泻、茯苓、牡丹皮、肉桂、五味子、炮附子、鹿茸。

方义：方中鹿茸、炮附子、肉桂温肾壮阳，填精养血；熟地黄、山茱萸补肾益精血，更助山药以资生化之源；少佐以泽泻、茯苓渗湿利水，牡丹皮清泄虚火，与温肾药配伍，使补而不滞，温而不燥；五味子助肉桂引火归原，纳气归肾。全方温肾助阳，滋养精血，肾气旺盛，任冲通盛，月事以时下。

（2）脾虚型

主要证候：月经停闭数月，肢倦神疲，食欲不振，脘腹胀闷，大便溏薄，面色淡黄。舌淡胖有齿痕，苔白腻，脉缓弱。

证候分析：脾虚生化之源亏乏，冲任气血不足，血海不能满溢，故月经停闭数月；脾虚运化失职，湿浊内盛，故食欲不振，脘腹胀闷，大便溏薄；脾主四肢，脾虚中气不振，故肢倦神疲。舌淡胖，有齿痕，苔白腻，脉缓弱，也为脾虚之征。

治则：健脾益气，养血调经。

方药：参苓白术散（《和剂局方》）加当归、牛膝。

人参、白术、茯苓、白扁豆、甘草、山药、莲子肉、桔梗、薏苡仁、砂仁、当归、牛膝。

（3）血虚型

主要证候：月经停闭数月，头晕目花，心悸怔忡，少寐多梦，皮肤不润，面色萎黄。舌淡，苔少，脉细。

证候分析：营血亏虚，冲任气血衰少，血海不能满溢，故月经停闭；血虚上不能濡养脑髓清窍，故头晕目花；血虚内不养心神，故心悸怔忡，少寐多梦；血虚外不荣肌肤，故皮肤不润，面色萎黄。舌淡，苔少，脉细，也为血虚之征。

治则：补血养血，活血调经。

方药：小营煎（《景岳全书》）加鸡内金、鸡血藤。

当归、熟地黄、白芍、山药、枸杞子、炙甘草、鸡内金、鸡血藤。

方义：熟地黄、枸杞子、白芍填精养血；山药、鸡内金、炙甘草健脾以生血；当归、鸡血藤补血活血调经。全方合用，养血为主，兼能活血通络。

加减：若血虚日久，渐至阴虚血枯经闭者，症见月经停闭，形体羸瘦，骨蒸潮热，或咳嗽唾血，两颧潮红，舌绛苔少，甚或无苔，脉细数，治宜滋肾养血、壮水制火，方用补肾地黄汤（《陈素庵妇科补解》）。药物组成为熟地黄、麦冬、知母、黄柏、泽泻、山药、远志、茯神、牡丹皮、酸枣仁、玄参、桑螵蛸、竹叶、龟甲、山茱萸。方中知柏地黄丸滋肾阴泻相火，佐以玄参、龟甲、桑螵蛸滋阴潜阳，竹叶、麦冬清心火，远志、酸枣仁宁心神，使心气下通，胞脉流畅，月事自来矣。

（4）气滞血瘀型

主要证候：月经停闭数月，小腹胀痛拒按，精神抑郁，烦躁易怒，胸胁胀满，嗳气太息。舌紫黯或有瘀点，脉沉弦或涩而有力。

证候分析：气机郁滞，气滞血瘀，瘀阻冲任，血海不能满溢，故月经停闭；瘀阻胞脉，故小腹胀痛拒按；气机不畅，故精神抑郁，烦躁易怒，胸胁胀满，嗳气叹息。舌紫黯或有瘀点，脉沉弦或涩而有力，也为气滞血瘀之征。

治则：行气活血，祛瘀通络。

方药：膈下逐瘀汤（《医林改错》）。

当归、赤芍、桃仁、川芎、枳壳、红花、延胡索、五灵脂、牡丹皮、乌药、香附、甘草。

方义：枳壳、乌药、香附、延胡索行气活血止痛；赤芍、桃仁、红花、牡丹皮、五灵脂活血祛瘀止痛；当归、川芎养血活血调经；甘草调和诸药。全方行气活血，祛瘀行滞，故能通络。

加减：烦躁，胁痛者，酌加柴胡、郁金、栀子；挟热而口干，便结，脉数者，酌加黄柏、知母、大黄。

（5）寒凝血瘀型

主要证候：月经停闭数月，小腹冷痛拒按，得热则痛缓，形寒肢冷，面色青白。舌紫黯，苔白，脉沉紧。

证候分析：寒邪客于冲任，与血相搏，血为寒凝致瘀，瘀阻冲任，气血不通，血海不能满溢，故经闭不行；寒客胞中，血行不畅，“不通则痛”，故小腹冷痛拒按，得热后血脉暂通，故腹痛得以缓解；寒伤阳气，阳气不达，故形寒肢冷、面色青白。舌紫黯，苔白，脉沉紧，也为寒凝血瘀之征。

治则：温经散寒，活血调经。

方药：温经汤（见“月经后期 – 血寒型 – 实寒证”）。

加减：小腹冷痛较剧者，酌加艾叶、小茴香、姜黄；四肢不温者，酌加制附子、淫羊藿。

（6）痰湿阻滞型

主要证候：月经停闭数月，带下量多，色白质稠，形体肥胖，或面浮肢肿，神疲肢倦，头晕目眩，心悸气短，胸脘满闷。舌淡胖，苔白腻，脉滑。

证候分析：痰湿阻于冲任，经血不能满溢，故月经数月不行；痰湿下注，损伤带脉，故带下量多，色白质稠；痰湿内盛，故形体肥胖；痰湿困阻脾阳，运化不良，水湿泛溢肌肤，故面浮肢肿，神疲肢倦；痰湿停于心下，清阳不升，故头晕目眩、心悸气短、胸脘满闷。舌淡胖，苔白腻，脉滑，也为痰湿之征。

治则：豁痰除湿，活血通经。

方药举例：丹溪治湿痰方（《丹溪心法》）。

苍术、白术、半夏、茯苓、滑石、香附、川芎、当归。

方义：苍术、半夏燥湿化痰；白术、茯苓健脾祛湿；滑石渗利水湿；当归、川芎、香附行气活血。痰湿去，则冲任自无阻隔，而获通经之效。

加减：胸脘满闷者，酌加瓜蒌、枳壳；肢体浮肿明显者，酌加益母草、泽泻、泽兰。

（三）不孕症

女子婚后夫妇同居1年以上，配偶生殖功能正常，未避孕而未受孕者；或曾孕育过，未避孕又1年以上未再受孕者，称为“不孕症”，前者称为“原发性不孕症”，后者称为“继发性不孕症”。古称前者为“全不产”，后者为“断绪”。

西医学认为女性原因引起的不孕症，主要与排卵功能障碍、盆腔炎症、盆腔肿瘤和生殖器官畸形等疾病有关。中医学对女性先天生理缺陷和畸形的不孕总结了5种不宜——“五不女”，即螺（又作骡）、纹、鼓、角、脉5种，其中除“脉”之外，均非药物治疗所能奏效的，故不属本节论述范畴。

1. 病因病机

男女双方在肾气盛、天癸至、任通冲盛的条件下，女子月事以时下，男子精气溢泻，两性相合，便可媾成胎孕，可见不孕主要与肾气不足、冲任气血失调有关。临床常见有肾虚、肝郁、痰湿、血瘀等类型。

（1）肾虚。先天禀赋不足，或房事不节，损伤肾气，冲任虚衰，胞脉失于温煦，不能摄精成孕；或伤肾中真阳，命门火衰，不能化气行水，寒湿滞于冲任，湿壅胞脉，不能摄精成孕；或经期摄生不慎，涉水感寒，寒邪伤肾，损及冲任，寒客胞中，不能摄精成孕；或房事不节，耗伤精血，肾阴亏损，以致冲任血少，不能凝精成孕；甚则阴血不足，阴虚内热，热伏冲任，热扰血海，以致不能凝精成孕。

（2）肝郁。情志不畅，肝气郁结，疏泄失常，血气不和，冲任不能相资，以致不能摄精成孕。

（3）痰湿。素体肥胖，或恣食膏粱厚味，痰湿内盛，阻塞气机，冲任失司，躯脂满溢，闭塞胞宫，或脾失健运，饮食不节，痰湿内生，湿浊流注下焦，滞于冲任，湿壅胞脉，都可导致不能摄精成孕。

（4）血瘀。经期、产后余血未净之际，涉水感寒，或不禁房事，邪与血结，瘀阻胞脉，以致不能摄精成孕。

2. 辨证论治

不孕症的辨证，主要依据月经的变化、带下病的轻重程度，其次依据全身症状及舌脉，进行综合分析，明确脏腑、气血、寒热、虚实，以指导治疗。治疗重点是温养肾气，调理气血，经调病除，则胎孕可成。此外，还须情志舒畅，房事有节，择氤氲之候而合阴阳，以利于成孕。

（1）肾虚型

①肾气虚证

主要证候：婚久不孕，月经不调，经量或多或少，头晕耳鸣，腰酸腿软，精神疲倦，小便清长。舌淡，苔薄，脉沉细，两尺尤甚。

证候分析：肾气不足，冲任虚衰，不能摄精成孕，而致不孕；冲任失调，血海失司，故月经不调，量时多时少；腰为肾府，肾主骨生髓，肾虚则腰酸腿软；髓海不足，则头晕耳鸣，精神疲倦；气化失常，则小便清长。舌淡，苔薄，脉沉细，为肾气不足之征。

治则：补肾益气，填精益髓。

方药：毓麟珠（《景岳全书》）。

人参、白术、茯苓、芍药（酒炒）、川芎、炙甘草、当归、熟地黄、菟丝子（制）、鹿角霜、杜仲（酒炒）、川椒。共为末，炼蜜为丸。

方义：菟丝子、鹿角霜、杜仲补肾强腰膝而益精髓，四君子补气，配四物以养血，佐川椒温督脉以扶阳。全方既养先天肾气以生髓，又补后天脾气以化血，并佐以调和血脉之品，使精充血足，冲任得养，胎孕乃成。

②肾阳虚证

主要证候：婚久不孕，月经后期，量少、色淡，甚则闭经，平时白带量多，腰痛如折，腹冷肢寒，性欲淡漠，小便频数或失禁，面色晦暗。舌淡，苔白滑，脉沉细而迟或沉迟无力。

证候分析：肾阳不足，命门火衰，冲任失于温煦，不能摄精成孕，故致不孕；阳虚气弱，不能生血行血，冲任空虚，血海不按时满，故使月经后期、量少色淡，甚则闭经；肾阳虚，气化失常，水湿内停，伤及任带，故带下量多；肾阳不足，命门火衰，胞脉失煦，故腰痛如折，腹冷肢寒，性欲淡漠；肾阳不足，气化失常，关门不固，故小便频数或不禁。面色晦暗，舌淡，苔白滑，脉沉细而迟或沉迟无力，为肾阳不足之征。

治则：温肾助阳，化湿固精。

方药：温胞饮（《傅青主女科》）。

巴戟天、补骨脂、菟丝子、肉桂、附子、杜仲、白术、山药、芡实、人参。

方义：巴戟天、补骨脂、菟丝子补肾助阳而益精气；杜仲补肾而止腰痛；肉桂、附子温肾助阳以化阴；人参、白术健脾益气而除湿；山药、芡实补肾涩精而止带。全方共奏温肾助阳、填精助孕之效。

若寒客胞中致宫寒不孕者，症见月经后期，小腹冷痛，畏寒肢冷，面色青白，脉沉紧，治宜温经散寒，方用艾附暖宫丸（《沈氏尊生书》）。

艾叶、香附、当归、续断、吴茱萸、川芎、白芍、黄芪、生地黄、肉桂。

方中肉桂、吴茱萸、艾叶温经散寒而暖宫；香附理气行血，祛胞中之瘀滞；生地黄、白芍、当归、川芎养血和血以调经；黄芪、续断补气固肾而养冲任。全方共奏温经散寒、暖宫调经之功，经调则胎孕可成。

③肾阴虚证

主要证候：婚久不孕，月经错后，量少、色淡，头晕耳鸣，腰酸腿软，眼花心悸，皮肤不润，面色萎黄。舌淡，苔少，脉沉细。

证候分析：肾阴亏损，精血不足，冲任空虚，不能凝精成孕，则月经后期，量少色淡，婚久不孕；精血亏少，血虚不能上荣清窍，则头晕，耳鸣，眼花；内不荣脏腑，则心悸，腰酸腿软；外不荣肌肤，则皮肤不润，面色萎黄。舌淡，苔少，脉沉细，为精血亏虚之征。

治则：滋肾养血，调补冲任。

方药：养精种玉汤（《傅青主女科》）。

熟地黄（酒蒸）、当归（酒洗）、白芍（酒炒）、山茱萸（蒸熟）。

方义：熟地黄、山茱萸滋肾而益精血，当归、白芍养血调经。全方共奏滋肾养血调经之效，精血充足，冲任得滋，自能受孕。

加减：血虚甚者，酌加鹿角胶、紫河车等血肉之品填精养血，大补奇经。

血虚伤阴、阴虚内热者，症见月经先期，量少、色红，腰酸腿软，手足心热，甚则潮热盗汗，口燥咽干，颧赤唇红，舌红而干，脉细数，治宜养阴清热，方用清血养阴汤。

加减：兼有潮热者，酌加知母、青蒿、龟板、炙鳖甲等滋阴而清虚热。

（2）肝郁型

主要证候：多年不孕，月经愆期，量多少不定，经前乳房胀痛，胸胁不舒，小腹胀痛，精神抑郁，或烦躁易怒。舌红，苔薄，脉弦。

证候分析：情志不舒，则肝失条达，气血失调，冲任不能相资，故多年不孕；肝郁气滞，故经前乳房胀痛，胸胁不舒，小腹胀痛；肝郁疏泄失常，血海失司，则月经愆期，量多少不定。舌红，苔薄，脉弦，为肝郁之征。

治则：疏肝解郁，理血调经。

方药：百灵调肝汤（《百灵妇科》）。

当归、赤芍、牛膝、通草、川楝子、瓜蒌、皂角刺、枳实、青皮、甘草、王不留行。

方义：当归、赤芍活血养肝；枳实、青皮、川楝子疏肝解郁理气；瓜蒌宽胸理气化痰；通草、王不留行行水活血以通肝经之滞；皂角刺、牛膝活血通经以行少腹之瘀。全方共奏疏肝解郁、调经助孕之效。

肝气犯脾，肝郁脾虚者，兼见不思饮食、倦怠嗜卧等，治宜疏肝理脾、养血调经，方用开郁种玉汤（《傅青主女科》）。

当归、白芍、白术、茯苓、天花粉、牡丹皮、香附。

方中当归、白芍养血柔肝；香附理气行滞，以解肝郁；牡丹皮凉血活血；白术、茯苓健脾胃以资化源；天花粉生津益血。全方共奏疏肝理脾、养血调经之效。

（3）痰湿型

主要证候：婚久不孕，形体肥胖，经行延后，甚或闭经，带下量多、色白质黏无臭，头晕心悸，胸闷泛恶，面色㿠白。苔白腻，脉滑。

证候分析：肥胖之人，痰湿内盛，气机不畅，则冲任阻滞，脂膜壅塞于胞宫而致不孕；冲任阻滞，则经行延后，甚或闭经；痰湿中阻，清阳不升，则面色㿠白、头晕；痰湿停于心下，则心悸，胸闷泛恶；湿浊下注，故带下量多、色白质黏无臭。苔白腻，脉滑，为痰湿内蕴之征。

治则：燥湿化痰，理气调经。

方药：启宫丸（经验方）。

制半夏、苍术、香附（童便浸炒）、茯苓、神曲（炒）、陈皮、川芎。共为细末，蒸饼为丸。

方义：苍术、茯苓、神曲健脾祛湿消积；半夏、陈皮燥湿化痰理气；香附、川芎理气行滞调经。

加减：痰湿内盛，胸闷气短者，酌加瓜蒌、胆南星、石菖蒲，宽胸利气以化痰湿；经量过多者，去川芎，酌加黄芪、续断，补气益肾以固冲任；心悸者，酌加远志，以祛痰宁心；月经后期或闭经者，酌加鹿角胶、淫羊藿、巴戟天。

（4）血瘀型

主要证候：多年不孕，月经后期，量少或多、色紫黑、有血块，经行不畅，甚或漏下不止，少腹疼痛拒按，经前痛剧。舌紫黯，或舌边有瘀点，脉弦涩。

证候分析：瘀血内停，冲任受阻，胞脉不通，则致多年不孕；瘀血阻滞，故使经行后期，量少、色紫黑、有血块及少腹疼痛；血不归经，或致漏下不止。舌脉之象也为瘀血内阻之征。

治则：活血化瘀，温经通络。

方药：少腹逐瘀汤（《医林改错》）。

小茴香、干姜、延胡索、没药、当归、川芎、肉桂、赤芍、蒲黄、五灵脂。

方义：小茴香、干姜、肉桂温经散寒；当归、川芎、赤芍养血活血行瘀；没药、蒲黄、五灵脂、延胡索活血化瘀止痛。

加减：血瘀日久化热者，症见小腹灼痛，拒按，月经量多、色红、质黏有块，舌红，苔黄，脉滑数，治宜清热解毒、活血化瘀，方用血府逐瘀汤加红藤、败酱草、薏苡仁、金银花等。

兼血虚者，伴头晕眼花、心悸少寐，治宜养血活血，方用调经种玉汤（《万氏妇人科》）。

当归身、川芎、熟地黄、香附、白芍、茯苓、陈皮、吴茱萸、牡丹皮、延胡索。

方中四物养血调经；茯苓、陈皮健脾和胃；香附、牡丹皮、延胡索理气化瘀止痛；吴茱萸温通血脉。全方共奏养血活血之效，使经调而胎孕可成。

（四）肥胖

健康人，特别是成年以后，可以出现轻度脂肪沉着，属于正常现象，只有当脂肪高度沉着堆积，或者在特殊部位沉着时才是病态，称为肥胖。不同年龄段的肥胖妇女，其脂肪堆积的部位不一致，如青春期少女的肥胖体型是全身一致性肥胖，即四肢及躯体均匀性地堆积脂肪；而更年期年龄的妇女肥胖体型很特殊，脂肪明显沉积在腹部。腹部是脂肪库，经常暴饮暴食者，脂肪也主要堆积在腹部。另外，还有一些因其他疾病引起的“肥胖”，如甲状腺功能减退引起的黏液性水肿、肝硬化腹水、慢性肾炎水肿等，这些都是需要鉴别的。引起肥胖的主要病因病理是脾虚水湿和痰瘀留滞体内。

1. 病因病机

（1）脾虚痰湿。脾主运化水湿，如脾胃素虚，饮食失节，嗜食油腻和冷饮等膏粱厚味之品，脾胃益虚，不能运化谷食而为内湿或痰湿，聚于躯体，久而躯肢肥胖。

（2）脾肾阳虚。脾主运化水湿，肾主温煦，脾肾两虚，湿聚躯体而致肥胖；又因脾肾阳虚，精血衰少，冲任失养，而致闭经或不孕。

（3）脾胃燥热。脾胃素热，多食多饮，谷食油腻积滞而致肥胖。

（4）气滞痰凝。抑郁日久，肝失疏泄，气机不畅，横逆犯脾，脾失运化水湿功能，痰湿内生，与气凝滞，留于躯肢而致肥胖。

2. 诊断要点

（1）诊断肥胖应参考年龄、身高等因素，临床上应用“标准体重（kg）=［身高（cm）−100］×0.9（女性）”的公式计算，其正常范围为 ±10%，超过20% 者属于肥胖。

（2）有肥胖者应该明确其原因，如生活饮食习惯、有无内分泌失调性疾病和内科疾患等，更年期妇女腹部隆起，腰围明显增大者，须与盆腔内肿瘤鉴别，以免延误治疗。

3. 辨证论治

（1）脾虚痰湿型

主要证候：体型肥胖，面色少华，倦怠乏力，大便不实，带下如涕，月经过少或闭经。舌淡红稍嫩，苔薄腻，脉细濡。

治则：健脾渗湿，化痰祛脂。

方药：苍附导痰汤加减。

苍术15 g，茯苓12 g，生山楂15 g，陈皮6 g，制半夏10 g，制香附10 g，车前草30 g，赤芍15 g，石菖蒲10 g。

加减：肥胖较甚者，加鸡内金6 g、泽泻12 g、草决明15 g；闭经者，加路路通12 g、三棱15 g；带多如涕者，加淮山药12 g、萆薢12 g；不孕，基础体温测定（BBT）提示无排卵者，可参考不孕症治疗，采用中药周期疗法。

（2）脾肾阳虚型

主要证候：体型肥胖，面色皖白，形寒便溏，小便清长，白带清稀，甚或闭经，不孕。舌质淡，苔薄白，脉沉迟。

治则：健脾温肾，利湿祛脂。

方药：右归丸加减。

熟地黄9 g，淮山药9 g，山茱萸9 g，菟丝子10 g，制附子（先煎）9 g，肉桂（后下）1.5 g，补骨脂10 g，防己10 g，淫羊藿10 g，仙茅10 g，草决明15 g，茯苓15 g，黄芪20 g，生山楂15 g。

加减：闭经者，加丹参15 g、红花9 g；大便溏泄者，加赤石脂10 g、炮姜9 g；伴肿胀者，加车前子（包煎）30 g、泽泻12 g；性欲淡漠者，加锁阳10 g、巴戟天10 g，去肉桂。

（3）脾胃燥热型

主要证候：体型肥胖，面色偏红，口燥便结，嘈杂易饥，多食多饮，小便黄赤，大便干结。苔薄黄，舌质红，脉滑。

治则：养胃清热，健脾祛脂。

方药：沙参麦冬汤加减。

沙参15 g，麦冬15 g，玉竹9 g，桑叶9 g，天花粉12 g，生白扁豆15 g，生甘草5 g，草决明15 g，郁李仁9 g，枳实10 g，黄连3 g，泽泻 15 g。

加减：善食肥胖者，加生山楂30 g、苦参15 g、生石膏30 g；多食便秘腹胀者，加生大黄（后下）6~9 g，去郁李仁。

（4）气滞痰凝型

主要证候：体型肥胖，素来善郁，嗳气太息，进食胃胀，大便失调，经前乳房胀痛，经行量少不畅，小腹作胀。舌质黯，苔薄白，脉弦滑。

治则：调气活血，除痰祛脂。

方药：调气活血祛脂汤（经验方）。

丹参20 g，制香附9 g，草决明15 g，生地黄12 g，生山楂15 g，木瓜12 g，防己12 g，泽泻10 g，川芎9 g，红花9 g，石菖蒲10 g，天仙藤15 g，陈皮6 g，路路通12 g。

加减：痰浊明显者，加胆南星12 g、苍术10 g、薏苡仁12 g，去生地黄；经行腹胀者，加生蒲黄（包煎）15 g、延胡索12 g；经前乳胀者，加柴胡9 g、郁金9 g或八月札9 g。

4. 中成药

（1）归脾丸：每日2次，每次4.5 g，吞服。用于脾虚痰湿者。

（2）右归丸：每日2次，每次4.5 g，吞服。用于脾肾阳虚者。

（3）枳实导滞丸：每日2次，每次4.5 g，吞服。用于胃热大便秘结者或气滞痰凝便秘者。

（4）逍遥丸：每日2次，每次4.5 g，吞服。用于经前乳胀者。经血下行不畅者可与益母草膏同时服用。

（5）金匮肾气丸：每日2次，每次4.5 g，吞服。用于脾肾阳虚者。

五、其他治疗

（一）针灸治疗

1. 痰湿郁阻

治则：燥湿化痰，理气调经。

取穴：气海，中极，脾俞，白环俞，三焦俞，次髎，阴陵泉，丰隆，三阴交。

手法：气海、中极直刺1~1.5寸，用提插或捻转之平补平泻手法，使小腹部胀重。脾俞、三焦俞、白环俞直刺1~1.5寸，捻转运针，平补平泻手法，局部酸胀。次髎直刺1寸，骶部酸胀重感。阴陵泉、丰隆、三阴交直刺1~1.5寸，施用泻法。

2. 肾阳不足

治则：温补肾阳。

取穴：关元，神阙，大赫，肾俞，腰阳关，次髎，太溪，三阴交。

手法：关元直刺1~1.5寸，用烧山火手法，使小腹部有温热感。神阙穴用隔盐灸。大赫直刺1~1.5寸，施用捻转补法。肾俞、腰阳关直刺1~1.5寸，施用捻转补法。次髎直刺1~1.5寸，使骶部有酸胀感或针感向小腹放散。太溪、三阴交均用补法。

（二）耳针疗法

取穴：肾，肾上腺，卵巢，内分泌，脑点，神门，肝，脾。

手法：每次选4~5穴，毫针，中等刺激。每日或隔日1次。或可用耳穴埋针、埋豆，每周2~3次。

（三）灸法

根据毫针疗法中所述之辨证取穴，用艾条温和灸或温针灸或艾炷灸。每日或隔日1次。

（四）梅花针疗法

取穴：腰11至骶5夹脊穴及膀胱经第一侧线，脐下任脉及脾经循行线，膝至踝。

操作：中等刺激，隔日1次，10次为1个疗程。

（五）穴位注射

取穴：气海，关元，肾俞，白环俞，脾俞，三阴交，足三里，太溪。

操作：每次选用3~4穴，选维生素B或当归注射液，每穴注入0.2~0.5 mL。隔日1次。

（六）推拿按摩

治则：温阳化痰燥湿。

取穴：气海，中极，天枢，肾俞，三焦俞，白环俞，八髎，三阴交，阴陵泉，太溪。

手法：取仰卧位，顺时针方向推摩小腹约5分钟，按揉气海、中极、天枢各1分钟。提拿小腿内侧，按揉三阴交、阴陵泉、太溪各2分钟。再取俯卧位，指按肾俞、三焦俞、白环俞，按揉八髎穴，以酸胀为度。

痰湿者，手法宜重；肾阳不足者，手法宜沉缓和柔，并加横搓腰部以透热为度。

参考文献

[1] 张玉珍．中医妇科学 [M]. 北京：中国中医药出版社，2002：129-130.

第七章　多囊卵巢综合征的生活方式干预

一、多囊卵巢综合征患者的肥胖与减重

研究显示[1]，40%~60% 的 PCOS 患者存在超重或者肥胖，即使是瘦型 PCOS 患者，同健康女性相比，其内脏脂肪含量和中枢型肥胖也显著增高。青春期和育龄期腹型肥胖和体重的增加，导致患者易出现月经稀发、多毛等临床表现；肥胖显著增加 PCOS 的某些临床特征，包括雄激素水平、多毛、不孕及妊娠并发症。此外，肥胖合并胰岛素抵抗增加女性心血管疾病及2型糖尿病发病率，严重危害女性的身心健康。

众多研究发现，PCOS 患者体重减少5%~10%，有助于改善胰岛素抵抗、代谢及内分泌指标。然而，有研究发现[2]即使给患者低卡路里饮食，PCOS 患者减重相对困难，且难以坚持长期体重管理。一项长达4个月通过控制饮食进行体重管理的研究显示，正常人群有9% 的退出率，而 PCOS 退出率高达45%，可能涉及的原因有：①无论有无胰岛素抵抗，较健康女性，PCOS 患者基础代谢率较慢；② PCOS 患者调节摄食的胃饥饿素、肠促

胰酶肽等分泌水平受损，而体重管理的失败可能增加PCOS患者的沮丧、焦虑、身体机能失衡，进一步恶化病情。

目前众多研究均证实，生活方式的改善对PCOS患者体重管理短期效果显著，然而缺乏生活方式与PCOS长期体重管理的数据。一篇Cochrane系统分析显示，生活方式改善使PCOS患者3~12个月减重（6.8±3.8）kg，然而其中只有1篇研究涉及超过12个月的PCOS患者体重管理研究数据。因此，针对PCOS患者应该设计合理、有效的生活方式改善策略，对PCOS患者进行长期的健康管理。

PCOS患者体重管理的生活方式调节应是多方位的调节，包括控制每日卡路里的摄入、定期规律的运动，同时包括减压的行为治疗、心理治疗和社会支持。通过饮食控制减少能量的摄取；通过运动锻炼增加能量的消耗，维持能量负平衡状态；通过行为疗法纠正不良饮食行为和生活习惯，以巩固和维持饮食疗法和运动疗法所获得的疗效，防止肥胖复发。其中，饮食疗法和运动疗法是体重管理最重要、最基本的措施，行为疗法是实施这2项措施的基本保证，也是长期维持疗效、预防体重反弹的有效方法。

二、运动疗法

（一）PCOS患者单纯控制饮食的局限性

PCOS患者体重管理包括：适度减重，维持减重后的体重，防止体重增加。单纯饮食控制对多数轻度肥胖的 PCOS 患者可产生明显的减肥效果，然而现有的研究证据显示，严格的饮食控制不容易长期坚持，患者在进行饮食治疗时，随着摄入能量的减少，体重减轻，机体会产生保护性代谢率降低，达到新的能量平衡状态，导致减肥停滞，难以维持减重后的体重。此外，严格的饮食控制可引起乏力、嗜睡、直立性低血压、低血糖等不良反应。如果长期饥饿，体内糖及组织蛋白的分解代谢增加，导致肌萎缩、贫血、酮症酸中毒、神经性厌食等不良后果。因此，单纯的饮食控制将使患者长期忍受饥饿之苦，增加心理负担，同时由于组织蛋白较多丢失，反而对机体产生有害影响，使得减肥治疗难以持久。既往荟萃分析提示，尽管在减轻体重方面，运动配合饮食疗法并不优于单纯控制饮食，然而两者联合可控制 PCOS 患者减重后体重反弹，利于排卵率和规律月经周期的恢复，应强调运动锻炼的重要性。

（二）运动疗法的作用机制

PCOS 女性进行运动锻炼将会有许多好处：改善月经周期和恢复排卵，增进心肺适应性，减少心血管危险因素，增加能量的消耗，增强自我有效感和舒适感。PCOS 患者超重或肥胖的基础是胰岛素抵抗和能量的消耗不足，因此运动治疗显得尤为重要。研究显示[3]，较正常健康女性，PCOS 患者基础代谢率较低、产热不足，从而能量消耗不足，这些因素通过运动锻炼是可以加以纠正的。运动降低体重的主要机制如下：

（1）改善胰岛素受体功能，促进糖代谢。运动时，血胰岛素水平降低，而肌肉组织利用葡萄糖增加，反映了运动可增加肌肉组织对胰岛素的敏感性，减轻胰岛素抵抗。因此，运动对并发有高胰岛素血症或有胰岛素抵抗的肥胖患者有特殊的治疗作用。

（2）改善脂质代谢水平，去除危险因素。运动时，肾上腺素、去甲肾上腺素分泌增加，可提高脂蛋白酯酶的活性，促进脂肪的分解；增加肌肉细胞中脂肪的吸收、转运、利用和氧化；同时降低血中甘油三酯及低密度脂蛋白胆固醇水平，提高高密度脂蛋白胆固醇水平，减少脂肪在心脏、血管、肝脏等器官内沉积，预防血管粥样硬化及心脑血管病变。短时间高强度的运动主要由糖提供能量，消耗多余的糖防止其转化为脂肪，也有减肥作用。中等强度长时间的运动主要由游离脂肪酸提供能量，这种耐力性运动可大量消耗热能，是肥胖症运动治疗的主要方式。

（3）增强运动能力和运动耐力，加强心肌收缩力，增加胸廓及膈肌的活动度，加深呼吸，增加肺活量，从而改善心肺功能，提高个人整体健康水平。耐力运动改善骨骼肌血流，增加毛细血管密度、线粒体数目和功能，促进肌肉纤维增生，从而增加 PCOS 患者对运动能力的耐受性。

（三）运动处方

1. 有氧运动训练

（1）运动方式：应选择大肌群参与的动力型、节律性的有氧运动，如步行、快走、健身操、自行车和游泳等，有助于维持能量平衡，长期保持肥胖者的体重不反弹，提高心肺功能。其中自行车和游泳尤其适合肥胖者，水中运动是最有前途的减肥手段，除可增加左心室收缩和舒张末直径、改善有氧运动能力外，还可依靠浮力减轻关节负荷。此外，还可以利用水的导热性能，将运动中产生的热量排出体外。除游泳外，水中运动还包括水中行走、跑步、跳跃、踢水、球类游戏等多种形式，应结合患者的具体情况进行选择。研究证实，规律的（每周至少90分钟）、中等强度（60%~70% VO_2）的有氧运动不仅可促进超重 PCOS 患者有效减重、改善胰岛素抵抗，还能够促进患者恢复排卵。

（2）运动强度：关系到运动处方的有效性和安全性。普遍认为有氧运动中，以50%~70% VO_{2max} 或60%~80% 的最大心率为宜。基于现有的大部分 PCOS 运动证据，建议至少热身5~10分钟；有氧运动每次20~60分钟。开始进行时，运动强度应从50% VO_{2max} 或60% 的最大心率开始，逐渐增加。高强度运动应达到70% VO_{2max}，重复运动并持续10分钟；强度低、持续时间较长的运动应该达到60%~70% 的最大心率，持续30~60分钟，如大肌群参与的骑自行车等。运动中患者可以自测心率衡量运动强度，以测量桡动脉的脉搏为例：一般来说，30~39岁者，运动心率110~150次 / 分；40~49岁者，运动心率105~145次 / 分；50~60岁者，运动心率100~140次 / 分；60岁以上者，运动心率100~130次 / 分。

（3）运动时间：有氧运动时，每次运动时间应持续30~45分钟，其中包括准备运动时间5~10分钟，放松运动时间5~10分钟。根据不同体质配合运动强度调节运动量，以不觉得疲劳为基准，体质较差者可进行强度较低、时间较长的运动项目，而体质较好者可进行强度较大、时间相对较短的运动。

（4）运动频率：每周5天，持续12~24周。

（5）运动进展：每2周，提高10% VO_{2max} 峰值，4周后，进行新的 VO_{2max} 峰值评估。

2. **力量运动训练（抵抗运动训练）**

（1）运动方式：力量性练习不仅能降低体脂，还可以改善体形，增强肌力；还可以改善胰岛素抵抗。力量性练习主要是躯干和四肢大肌群的运动，可以利用自身的体重进行仰卧起坐、下蹬起立等锻炼，也可利用哑铃、拉力器等运动器械进行锻炼。

（2）运动频率：每周2~3次，持续12~24周。

（3）运动强度：力量练习时可取55%~60% VO_{2max} 作为运动负荷，每次15分钟，共6个循环，每隔2~3周增加运动负荷；或以最大肌力的60%~70% 作为运动负荷，包括3组共8~10个阻力性运动训练。

（4）运动时间：30~45分钟，或以不觉得疲劳为基准。

（5）运动进展：重复或每组动作力量的增加基于阻力的基础上达到最大肌力。

3. **恢复**

健身操5~10分钟，利于机体从运动中恢复。

（四）运动实施及注意事项

1. 强调运动疗法与饮食疗法平行进行，增强减肥疗效。

2. 运动实施前后要有准备运动和放松运动，主要是关节的活动和韧带的牵伸，避免心脑血管意外事件的发生。

3. 肥胖者因体重的原因，尤其是合并骨关节疾病者，运动中易导致膝、踝等关节损伤，运动时应穿轻便软底鞋，同时指导患者选择适当的下肢减重的运动方式。

4. 运动循序渐进，开始时运动强度较低、时间短，后期逐渐延长时间、增加强度。

5. 采用集体治疗法，有利于患者之间的相互交流，树立信心，长期坚持。

在具体设计运动处方时应参考患者每天日常生活活动的能量消耗，将其总量的10% 定为日运动量，然后根据患者的个体情况（运动爱好、运动场所等）转换成具体的运动种类及时间，指导实施后再根据疗效及反应进行调整。

三、行为治疗

行为治疗可有效帮助肥胖 PCOS 患者改善不良的生活习惯，建立健康的饮食和运动习惯，减轻体重，成功维持体形。行为治疗的方法包括自我监测、刺激控制、认知重塑、应激处理、厌恶疗法、社会支持等，这些干预对肥胖者短期体重减轻疗效较好，但对长期保持较低体重的效果略差。因为肥胖是一种不易治愈的慢性状态，所以行为干预一方面需要覆盖面广，包括生存质量、良好的心理素质、较低的心血管危险因素等；另一方面需要持久的干预，而非短暂的限时的治疗模式，否则很难收到长期疗效。

（一）自我监测

指行为模式以及行为反馈的观察和记录。具体方法是观察和记录自己每天的行动，包括：①总热量、脂肪、食物类别、摄入量、摄入方法、摄入时间甚至进餐时的心情等饮食日记；②运动种类、强度、时间、频率等运动日记；③每天的体重变化日记等。记录的目的并不只是为了回顾具体的数值，而是要使肥胖者更多注意自己的行为与改变这些行为后所获得结果之间的关系，增强治疗的信心。自我监测是非常有效的饮食和运动的行为干预，应积极鼓励患者使用这种方法。

（二）刺激控制

指识别与不良生活方式有关的环境因素，帮助肥胖者改善这些因素有利于成功地控制体重，也称控制刺激。具体地说，如患者诉说工作忙无时间运动，就应该帮助患者寻找时间，或早起或步行上班等，养成习惯后部分患者就能坚持下去。

控制不良饮食习惯，有研究显示，碳酸或其他甜味饮料可增加血清三羧酸循环的浓度及降低胰岛素敏感性；每日摄入

500 mg 咖啡因显著降低患者的生育力，建议 PCOS 患者应控制这些不良饮食的摄入和刺激。

（三）认知重塑

指改变患者不符合实际的目标和不正确的想法。比如有些肥胖者对减肥抱有不切实际的幻想，大多数人在治疗时对减去 10% 的体重不接受，希望减得越多越好。应该帮助患者正确认识自己体重，主动改变自己内心的对话，使自己的想法更接近实际。

（四）应激处理

应激主要与反弹和过多摄入有关，可触发不健康的饮食行为，应激处理是教会患者识别和应付应激和紧张。应激处理的手段包括全身放松、运动、膈肌呼吸、仔细思考等，这些方法有助于患者减轻紧张，减弱交感神经兴奋，从应激环境中转移出来。例如当看到自己喜爱的食物时，可以先尝试做一些自己感兴趣的事如看书或喜爱的运动等，然后再回到餐桌旁，这时食欲也许已得到抑制。应激处理可以有效地帮助患者应付高危环境，学会避免过多摄入的方法。

（五）厌恶疗法

指使肥胖者产生厌恶，避免过食。可将体态臃肿的照片挂在就餐间，每次就餐就能感受到讨厌的刺激，以抑制食欲。

（六）社会支持

个人的生活是无法脱离社会环境而独立存在的，减肥虽属个人行为，但离不了家庭成员、朋友及同事的支持，否则不易成功，即使成功也无法持久。

行为治疗可以帮助肥胖者控制体重，改善整体形象，解决与饮食和运动有关的长期问题，正确地使用行为治疗技术是生活方式干预成功的保障。

在一项试验性研究中，通过6个月的饮食限制加上有计划的运动，参加试验的13位女性中有12位可以恢复自发排卵，并且有5位怀孕；后续研究中，67位女性中的60位能够自发排卵，其中25% 的女性自然受孕。所有的临床试验都证实至少减少5% 的体重可以使女性恢复月经周期，如果进行排卵监测，可以发现有规律的排卵。同时 PCOS 患者由较高的雄激素水平而导致的多毛、痤疮在进行饮食和运动生活方式干预后也有一定的好转。

参考文献

[1] 木良善，赵越，乔杰．肥胖与多囊卵巢综合征的关联性及潜在机制 [J]. 中华生殖与避孕杂志，2018，38（4）：343–349.

[2] 徐丽，丁成华，陈建蓉，等．温针灸与其他针灸方法治疗原发性肥胖症疗效比较的 Meta 分析 [J]. 中国针灸，2018，38

(9): 1019–1026.

[3] 邱俊强，陈演，谢妍，等.运动促进健康：基于能量平衡理论的回顾与展望[J]. 北京体育大学学报，2021，44(5): 2–20.

第八章　多囊卵巢综合征的饮食管理

一、谈《黄帝内经》之饮食

（一）治未病——《黄帝内经》防治疾病的总原则

《内经·素问》中说："圣人不治已病治未病。"这里所说的"不治已病"，并不是说中医不接受治疗已经发生的各种疾病，而是强调不应在疾病产生了之后才去关注健康，更重要的是把注意力放在有可能即将发生的疾病上。

"治未病"是中医理论的精髓，就是当疾病尚未发生时，能提前预测疾病的发展趋势，并采取相应的防治方法，提高人体的自愈能力，以杜绝或减少疾病的发生。比如：春季万物萌生，细菌、病毒等致病微生物也相应活跃，感冒之类的疾病就有可能流行开来，所以中医提出"正月葱、二月韭"的饮食方案，以提高人们的抗病能力；夏季天气炎热，发生中暑的可能性相对就大，中医就强调"饮食清淡""夜卧早起，无厌于日"的方案，使中暑的发生率降低；秋季气候干燥，咳嗽一类疾病的发病率相对较高，所以，中医强调秋季以"养肺除燥"为主，多吃梨以生津解渴，从而使一些时令病的发生率降到最低限度；冬季要收藏体内阳气，注意保暖，早卧晚起，好好休息等。

人每生病一次，就会给身体造成一次伤害，而这一伤害在愈后看似已经消失，但实际上它或多或少都会给身体带来阴阳失和等看不见的虚损。就好比一辆汽车，每修理一次，它的各个零部件之间的配合、总体性能都会不知不觉地下降，不管怎样修理，换上好的零件，这种配合水平远都比不上原装的。聪明的爱车人，会加强车的保养，不让汽车出问题。人体也是一样，与其等有病后再治，不如在没病时就进行身体保养。

所以，《黄帝内经》强调要从“治未病”的角度来保养身体，要注重日常饮食调养。注意饮食有节及饮食结构的平衡，才能达到健康长寿、无病度百年的愿望。

（二）食物有阴阳，看它温热还是寒

《黄帝内经》有云“阴阳者，天地之道也，万物之纲纪”，自然界的任何事物都分阴阳，食物当然也是如此。具体来说，区分食物阴阳须遵循以下4个原则。

（1）尝味道。具有苦、辛味的生姜、紫苏、韭菜、大蒜、葱类、猪肝等属阳。

（2）看形状。根和茎叶相比，根属阳，茎叶属阴。因此，牛蒡、洋葱、人参、藕、红薯、芋头、土豆等根菜属阳。在根菜当中，牛蒡的阳性较强，藕和芋类的阳性也比较强。另外，萝卜虽是根菜，但由于含水分较多，其性属阴；白菜、菠菜、

卷心菜等叶菜和含水量较多的黄瓜、茄子、西红柿等果菜与根菜相比，皆属阴。不过，卷心菜由于靠近根部，水分较少，在叶菜当中偏于阳性。

（3）看生长环境。生产于温暖地区及塑料大棚中的食物属阴，这些场所以外的地方生产的食物属阳。因此，像土豆、大豆等生长在寒冷地方的食品属于阳性，而西瓜、甘草等生长在温暖地方的食物属于阴性。海洋中的海产品属于阳性，而陆地上产的肉类食品及普通的植物食品属于阴性。

（4）看季节。食物的盛产期在冬季还是在夏季决定了其阴阳属性。比如盛产于夏季的西瓜、西红柿、茄子等食物与盛产于冬季的胡萝卜和藕相比较，当然应属阳性。

值得注意的是，世界上没有纯阴之体，也没有纯阳之体。任何物质总有阴阳两个方面，但阴阳不可能绝对相等，总有差异，而且阴阳之间是可以相互转化的，所以在区分食物的阴阳属性时，要全方位、多方面地考虑食物生长的地带与气候、生长方式与速度、外形大小、颜色、气味、口感、主要化学成分以及烹饪所需时间的长短等诸多因素，最后才能给食物进行阴阳定性。

那么，了解食物的阴阳属性对我们的日常膳食来说有什么意义呢？这就需要我们进一步了解自己的体质，因为人的体质也是分阴阳的，我们摄取的食物应该与体质相契合，达到阴阳调和的目的，保持平和，改善体质，获得健康。看体质挑选食物也要遵循以下几个原则：

（1）阴阳互补原则。一般来说，体质为阳性的人，应该多吃阴性食物；而体质为阴性的人，则必须多摄取阳性食物，这样才能使身体达到阴阳和谐的状态。

（2）变化原则。饮食应该随着季节、性别、年龄、工作特性、机体的个别差异而不断变化。比如：如果居住在热带气候区，那么在炎热的夏季，要尽可能进食阴性食物；与此相反，北方居民则需要多摄入一些阳性食物。随着年龄的增长，当机体内冷的能量开始积聚的时候，就应该摄入阳性食物。

（3）当地原则。尽量选择你所处的气候带生长的食品，因为在不同地带生活的人所适合的消化酶是不一样的。一般来说，人体内的消化酶比较适合消化生长于当地气候和土壤的食物。而其他的一些酶可能没有或者数量比较少，这就是为什么很多人到了别的地方会水土不服。

（三）食物的四性与五味

中药有四气五味和归经之说，《黄帝内经》认为，食物同中药一样，不同的食物具有不同的性味与归经。食物的性味指的就是食物的“寒、热、温、凉”四性和“酸、苦、甘、辛、咸”五味。归经则是指不同的食物对五脏六腑产生不同的治疗作用。了解食物的四性、五味对合理饮食具有重要意义。

1. 食物的四性

寒凉性的食物大多具有清热、泻火、解毒等作用，适用于夏季发热、汗多口渴，或平时体质偏热的人，以及急性热病、热毒疮疡等。例如：西瓜能清热祛暑、除烦解渴，有“天然白虎汤”之美称；绿豆能清热解毒，患疮疡热毒者宜多选用；其他如梨、甘蔗、莲藕等，具有清热、生津、解渴的作用。

温热性的食物，大多具有温振阳气、驱散寒邪、驱虫、止痛、抗菌等作用，适用于秋冬季节肢凉、怕冷或体质偏寒的人，以及虫积、脘腹冷痛等病症。例如：生姜、葱白二味煎汤服，能发散风寒，可治疗风寒感冒；大蒜有强烈的杀菌作用，对肺结核、肠结核、急慢性肠炎、痢疾等都有很好的辅助治疗作用；韭菜炒猪肾能治肾虚腰疼；当归生姜羊肉汤能补血调经。

平性的食物大多能健脾、和胃，有调补作用，常用于脾胃不和、体力衰弱者。例如：黄豆、花生仁均含油脂，煮食能润肠通便，为慢性便秘者的最佳食补方法。

上述平性的食物，无偏盛之弊，应用很少禁忌。但寒凉与温热两种性质的食物，因其作用恰好相反，正常人亦不宜偏食。如舌红、口干的阴虚内热之人，忌温热性的食物；舌淡苔白、肢凉怕冷的阳气虚而偏寒的人，忌寒凉性的食物。

食物的温热寒凉属性也要因人、因时、因地而异，灵活运用，才能维持人体内部的阴阳平衡，维持生命的健康运转。建筑工人等体力劳动者因为经常晒太阳，体内容易有热气，需要多进食寒凉食物以滋阴降火；而办公室一族因为有空调等设备调节室内气候，温度适宜，极少出汗，经常食用寒凉食物就可能伤身。

2. 食物的五味

《素问》有云："肝色青，宜食甘，粳米牛肉枣葵皆甘。心色赤，宜食酸，小豆犬肉李韭皆酸。肺色白，宜食苦，麦羊肉杏薤皆苦。脾色黄，宜食咸，大豆豕肉栗藿皆咸。肾色黑，宜食辛，黄黍鸡肉桃葱皆辛。辛散，酸收，甘缓，苦坚，咸软。"由此可见，五味各有所属，吃对了就能滋养五脏，改善身体状况。

酸味的食物具有收敛、固涩、安蛔等作用。例如：碧桃干（桃或山桃未成熟的果实）能收敛止汗，可以治疗自汗、盗汗；石榴皮能涩肠止泻，可以治疗慢性泄泻；酸醋、乌梅有安蛔之功，可治疗胆管蛔虫症等。

苦味的食物具有清热、泻火等作用。例如：莲子心能清心泻火、安神，可治心火旺引起的失眠、烦躁之症；茶叶味苦，能清心提神、消食止泻、解渴、利尿、轻身明目。

甘味的食物具有调养滋补、缓解痉挛等作用。例如：大枣能补血、养心神，配合甘草、小麦为甘麦大枣汤，可治疗悲伤欲哭、脏躁之症；蜂蜜、饴糖均为滋补之品，前者尤擅润肺、润肠，后者尤擅解痉挛，临证宜分别选用。

辛味的食物具有发散风寒、行气止痛等作用。例如：葱、姜善散风寒、治感冒；芫荽能诱发麻疹；胡椒能祛寒止痛；茴香能理气、治疝痛；橘皮能化痰、和胃；金橘能疏肝解郁等。

咸味的食物具有软坚散结、滋阴潜降等作用。例如：海蜇能软坚化痰；海带、海藻能消瘿散结，常用对治疗甲状腺肿大有良效。早晨喝一碗淡盐汤，对治疗习惯性便秘有明显疗效。

其实，辛酸味也好，苦甘咸味也罢，只有适度食用才能滋养身体。五味过甚，就需要我们用身体内的中气来调和，这就是火气，“火”起来了自然要“水”来灭，也就是用人体内的津液去火，津液少了阴必亏，疾病便上门了。因此，吃任何东西都要有节制，不要因为个人喜好而多吃或不吃，要每种食物都吃一点，这样才能保证生命活动所需。

表 8-1　五味失调所导致的后果

五味	五味失调导致的后果
酸	过食会使肌肉失去光泽、变粗变硬，甚至口唇翻起
苦	过食可使皮肤枯槁、毛发脱落
甘	过食能使骨骼痛、头发脱落
辛	过食会引起筋脉拘挛、爪甲不枯不荣
咸	过食会使流行在血脉中的血瘀滞

注：做到五味调和，须注意以下几点：
（1）饮食要浓淡适宜。
（2）平时要注意各种味道的搭配。酸、苦、甘、辛、咸的辅佐要做到配伍得宜。
（3）在进食时，味不可偏亢，否则容易伤及五脏。

（四）“不时不食”，顺天而食保健康

按照《黄帝内经》理论，一年四季的气候变化是春生、夏长、秋收、冬藏，人的身体也是如此。中医讲究天人合一，特别注重顺应自然。《黄帝内经》中说“不时不食”，就是要求，饮食一定要顺应大自然的规律，说白了就是大自然什么时候给，我们就什么时候吃。

目前，我们有各种先进的栽培技术，一年四季都可以买到自己想吃的东西。现在再讲“不时不食”似乎有点过时了，但还是应尽量吃应季的东西。因为，无论什么食物，只有到了它的时令才生长得最为饱满、最有营养，虽然通过一些栽培技术在别的季节也能吃到，但是只有其形而没有其神。

就像很常见的甜瓜，一般是7月份才成熟，那时候的甜瓜经过了充分的阳光照射，味道很香甜，放在屋子里比空气清香剂还好使。而现在大棚里种的甜瓜，5月份就上市了，看上去也是甜瓜的样子，但是根本不好吃，有的甚至是苦的，完全失去了应有的风味，营养功效自然也比不上自然成熟的。有些催熟的食物，不光味道不好，人吃了还会生病，就是因为其生长过程中用了很多化学药剂。所以，吃东西一定要吃应季的，不仅经济实惠，而且对身体有好处。吃东西不能只为了尝鲜或者求一种心理上的满足，吃得放心、吃得健康才是最重要的。

关于什么季节该吃什么食物的问题，很多民间俗语中就有很好的答案。韭菜有“春菜第一美食”之称；“城中桃李愁风雨，春到溪头荠菜花”，荠菜也是很好的春菜；“门前一株椿，春菜常不断”……这些都是符合自然规律的。夏天有“君子菜”苦瓜，“夏天一碗绿豆汤，解毒祛暑赛仙方”“夏季吃西瓜，药物不用抓”……夏天多吃这些食物可以解暑除烦，对身体有好处。秋天各种水果都上市了，“一天一水果，医生不找我”“新采嫩藕胜太医”，还有梨、柑橘等都是不错的选择。冬天最常吃的就是大白菜；此外，冬季是进补的好时节，可以多吃些羊肉等温补的食物以补中益气，来年有个好身体。

（五）三餐的规律：《黄帝内经》日常饮食法

《素问》云："故饮食饱甚，汗出于胃……故春秋冬夏四时阴阳，生病起于过用，此为常也。"这告诉我们，吃得太多也会得病。因此，一日三餐要定时、定量、饥饱适中，才能有好的身体。两餐间隔的时间要适宜，间隔时间太长常会引起高度饥饿感，影响人的劳动和工作效率；间隔时间如果太短，上顿食物在胃里还没有消化，就接着吃下顿食物，会使消化器官得不到适当的休息，消化功能就会逐步降低。

（1）生物钟与一日三餐。人体消化功能在早、中、晚这三段时间里特别活跃，这说明在什么时候吃饭是由生物钟控制的。

（2）大脑与一日三餐。人脑每天占人体耗能的比重很大，而且脑的能源供应只能是葡萄糖，每天需要110~145g的葡萄糖。而肝脏从每餐中最多只能吸收50g左右的葡萄糖。经过一日三餐，肝脏才能为人提供足够的葡萄糖。

（3）消化器官与一日三餐。固体食物从食道到胃需30~60秒，在胃中停留4小时才到达小肠。因此，一日三餐间隔4~5小时，从食物的消化时间上看是比较科学的。

（4）三餐中食物的选择。一日三餐的食物应该荤素搭配，动物食品和植物食品要有一定的比例，最好每天吃些豆类、薯类和新鲜蔬菜。一日三餐的科学分配是根据每个人的生理状况和工作需要来决定的。如按食量分配，早、中、晚三餐的比例为3∶4∶3。如果按照每天吃500 g主食来算，那么早、晚应该各吃150 g，中午吃200 g比较合适。

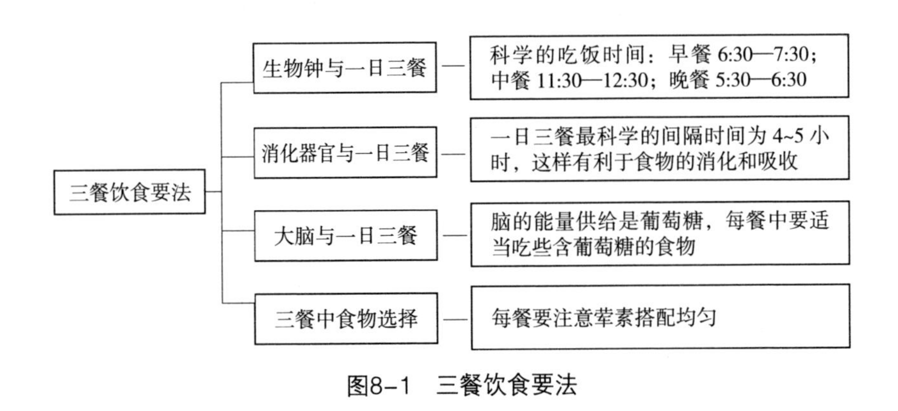

图8-1　三餐饮食要法

除此之外，也要注意把握一日三餐的冷热。中国人一向讲究“趁热吃”，这是怕吃了寒凉的东西会生病，但是吃热食也要有限度，不能一味贪热，更不能贪凉，要把握“热无灼灼，寒无沧沧”的原则。所以，膳食应当注意冷热平衡。

（1）热食的危害。从冒着热气的面条，到热乎乎的粥，以及滚烫的火锅，中国人的饮食一直离不开“热”这个字。吃热食可以为身体提供更多的能量，帮助人们御寒。

但是，现在有越来越多的研究显示，饮食过热和食道癌等多种消化道疾病息息相关。这是因为人的食道壁是由黏膜组成的，非常娇嫩，只能耐受50~60℃的食物，超过这个温度，食道的黏膜就会被烫伤。过热的食物温度在70~80℃，像刚泡好的茶水，温度可达80~90℃，很容易烫伤食道壁。如果经常吃烫的食物，黏膜损伤尚未修复又受到烫伤，可形成溃疡。反复烫伤、修复，就会引起黏膜质的变化，进一步发展成肿瘤。

（2）凉食的危害。在炎热的夏天，人们往往会通过吃冷饮的方式来为身体降温，缓解燥热。但总是吃冷饮会损伤“胃气”，降低身体的抵抗力。《黄帝内经》所说的胃气并不单纯指“胃”这个器官，而是包含脾胃的消化（消化食品）、吸收能力，后天的免疫力和肌肉的功能等。

其实，夏天喝点绿豆汤就可以很好地清凉解暑，适当增加白萝卜、莲子、黄瓜、冬瓜、香蕉、橙子等凉性食物的摄入，每天吃点凉拌菜也是不错的选择，可以调和体内摄入的高热量、高油脂食物。此外，有关研究证实，喝凉开水对人体大有好处，也是最解渴的饮料。冬季若每天都喝点凉开水，还有预防感冒和咽炎的作用。

总的来说，最健康、最合适的食物温度是“不凉也不热”。许多家长在给小宝宝喂饭时，都会吹至微温后再让其食用，其实，这个温度对成人来说同样是最合适的。用嘴感觉有一点点温度，也不烫口，就是最适宜的。

同样，人们在饮水时也应该讲究温度。日常最好饮用温水，水温在18~45℃之间。过烫的水不仅会损伤牙釉质，还会强烈刺激咽喉、消化道和黏膜。即使在冬天，喝的水也不宜超过50℃。如果实在怕冷，可以多吃些姜、胡椒、肉桂、辣椒等有“产热”作用的食物，既不会损伤食道，还有额外的保健功效。

（六）食饮有节：《黄帝内经》平衡饮食观

说到饮食，大家都知道一个健康观念，那就是平衡饮食。《黄帝内经》云："上古之人，其知道者，法于阴阳，和于术数，食饮有节，起居有常，不妄作劳，故能形与神俱，而尽终其天年，度百岁乃去。"其中，饮食有节既指饮食要有节律、节制，又指饮食要平衡。从现代营养学来讲，平衡饮食就是使营养需要与饮食供给之间保持平衡状态，热能及各种营养素满足人体生长发育、生理及体力活动的需要，且各种营养素之间保持适宜的比例。

为什么要平衡饮食？因为平衡饮食能为人体提供充足的热量、蛋白质、脂肪、碳水化合物以及充足的无机盐、维生素和适量的纤维素，既能满足人体的各种需要，又能预防多种疾病。那么，如何才能做到平衡饮食呢？《黄帝内经》中也有记载："五谷为养，五果为助，五畜为益，五菜为充，气味合而服之，以补精益气。"结合这一理论，饮食平衡应做到以下几点：

（1）食物多样，谷类为主。人类的食物是多种多样的，各种食物所含的营养成分不完全相同。除母乳外，任何一种天然食物都不能提供人体所需的全部营养素。平衡饮食必须由多种食物组成，才能满足人体各种营养需要，达到营养合理、促进健康的目的，因此要食用各类食物。

（2）多吃蔬菜、水果和薯类。蔬菜与水果含有丰富的维生素、矿物质和膳食纤维。蔬菜的种类繁多，不同品种所含营养成分不尽相同，甚至相差悬殊。红、黄、绿等深色蔬菜中维生素含量超过浅色蔬菜和一般水果，我国近年来开发的野果，如猕猴桃、刺梨、沙棘、黑加仑等也是维生素C、胡萝卜素的丰富来源。水果含有的葡萄糖、果糖、柠檬酸、果胶等物质比蔬菜丰富。红、黄色水果，如鲜枣、柑橘、柿子、杏等是维生素C和胡萝卜素的丰富来源。薯类含有丰富的淀粉、膳食纤维，以及多种维生素和矿物质，我国居民近十年来吃薯类较少，应当鼓励多吃些薯类食物。

多吃蔬菜、水果和薯类，在保持心血管健康、增强抗病能力、减少儿童发生眼干燥症的危险及预防某些癌症等方面起着十分重要的作用。

（3）常吃奶类、豆类或其制品。奶类除含丰富的优质蛋白质和维生素外，含钙量较高，且利用率高，是天然钙质的极好来源。我国居民膳食提供的钙质普遍偏低，平均只达到推荐供给量的一半。大量的研究工作表明[1]，给儿童、青少年补钙可以提高骨密度，给老年人补钙可以减缓骨质丢失的速度。豆类是我国的传统食品，含丰富的优质蛋白质、不饱和脂肪酸、钙、B族维生素等，所以应大力提倡多吃豆类。

（4）吃适量鱼、禽、蛋、瘦肉，少吃肥肉和荤油。鱼、禽、蛋、瘦肉等动物性食物是优质蛋白质、脂溶性维生素和矿物质的良好来源。动物性蛋白质的氨基酸组成更适合人体需要，且赖氨酸含量较高，有利于补充植物性蛋白质中赖氨酸的不足。肉类中铁的利用较好，鱼类特别是海产鱼所含不饱和脂肪酸有降低血脂和防止血栓形成的作用。动物肝脏所含维生素A极为丰富，还富含B族维生素、叶酸等。我国相当一部分城市和绝大多数农村居民普遍吃动物性食物的量还不够，应适当增加摄入量。但部分大城市居民食用动物性食物过多，吃谷类和蔬菜不足，这对健康同样不利。

肥肉和荤油是高能量和高脂肪食物，摄入过多往往会引起肥胖，这也是引发某些慢性疾病的危险因素，因此应当少吃。鸡、鱼、兔、牛等动物的可食用部分含蛋白质较高，产生的能量远低于猪肉，应大力提倡吃这些食物，适当减少猪肉的消费比例。

（5）吃清淡少盐的食物。吃清淡食物有利于健康，少吃咸、甜、油性食物，不要过多地吃动物性食物和油炸、烟熏食物。目前，城市居民油脂的摄入量越来越高，这样不利于健康。我国居民食盐摄入量过多，平均值是世界卫生组织建议值的两倍以上。流行病学调查表明[2]，钠的摄入量与高血压发病呈正比，因而食盐摄入不宜过多。世界卫生组织建议每人每日食盐用量以不超过6g为宜。食物钠的来源除食盐外，还包括酱油、咸菜、味精等高钠食品，及含钠的加工食品，应从幼年时期就养成少盐的饮食习惯。

（七）食养有尽：《黄帝内经》论食忌问题

饮食禁忌，简称食忌，俗称“忌口”。对此，《黄帝内经》指出：“谷肉果实，食养尽之，无使过之，伤其正也。”意思是说，病邪被驱除体外后，人们应根据五脏阴阳情况而食五谷、五果、五菜，以尽除其病，但不要令五味太过或太偏，以免对身体造成伤害。因此，一个高明的医师、称职的药师都应熟悉饮食禁忌，一个对自己健康负责的患者对此也应十分关注。祖国医学在数千年的临床实践中总结出了一系列有益于治疗疾病的服药宜忌经验。这里仅就服药时的饮食禁忌做一简单介绍，以期能对治疗疾病、恢复健康有所帮助。

一般来说，在服药期间，对于生冷、黏腻、辛辣、不易消化及有特殊刺激性的食物，都应根据病情的需要和处方中药物的性味，予以避免或节制。如寒性病症不宜食生冷瓜果、油腻食物；热性病症不宜食辛辣、温燥食物；有咳嗽症状的病人，饮食不能过甜、过咸、过于油腻，也不要吃辣椒，尽可能避免烟、酒；疮痈肿毒、皮肤瘙痒者，不宜食鱼、蛤、牛、羊等食物；风寒郁表、恶寒高热而厌油者，应忌油腻、酸涩之食物；肾病水肿者饮食宜清淡；肝病者忌酒；肺病者忌烟等。此外，古代文献有以下记载：常山忌葱，地黄、何首乌忌葱、蒜、萝卜，薄荷忌鳖肉，茯苓忌醋，鳖甲忌苋菜，土茯苓、四君子忌茶，蜂蜜反生葱等，均有很好的临床意义。下面我们根据不同的药物，来具体分析一下服药期间的饮食禁忌。

（1）服用铁剂时，切忌喝茶饮或牛奶，因为茶叶中的鞣酸和牛奶中的磷酸盐均会与铁离子产生化学反应而形成复合物或发生铁质沉淀，妨碍铁的吸收而降低药效。同时，服用铁剂还应少吃猪肝、花生米、海带、芝麻酱等高钙、高磷食物，以免妨碍人体对铁的吸收。可多食富含维生素 C 的蔬菜和水果，以增加铁盐的溶解度，有利于人体对铁质的吸收。

（2）服用驱虫药后，忌吃油腻食物，并以空腹服药为宜。应多食纤维素多的食物（如地瓜、萝卜、土豆、青椒、莴笋等），以增强肠道蠕动，促进虫体排出体外。

（3）服用含有地黄、何首乌、人参等药物时，忌食葱、蒜、萝卜。

（4）服钙片时，忌食菠菜。

（5）服用维生素D时，应多食含钙质较多的食物，如黄豆、鸡蛋黄、乳类、动物肝脏等，以促进骨骼生长，辅助疗效。久服甲状腺片的人，会增加人体钙质排出量，因此也要多吃含钙量高的食物，以免出现骨质疏松、龋齿等缺钙的症状。

（6）服用维生素C时，不宜同食动物肝脏，因为动物肝脏中含有丰富的铜，如果同时食用可因铜的存在使维生素C氧化而失效。

（7）服用维生素K时，不宜同时食用富含维生素C的水果和蔬菜（如苹果、鲜枣、山楂、西红柿、芹菜、茄子等），因为维生素C可破坏维生素K，降低其药效。

（8）服用四环素类、红霉素、黄连素（小檗碱）、利福平、胰酶、淀粉酶、复合维生素B、胃蛋白酶、乳酶生药物时应忌茶，这是因为茶叶中的鞣酸会与上述药物起作用而降低疗效。

（9）服用磺胺类药物如磺胺嘧啶、复方新诺明以及碳酸氢钠时，不宜食用酸性水果、醋、茶、肉类、禽蛋类食物，否则会使这些药物在泌尿系统形成结晶而损害肾脏或降低药物疗效。

（10）服用四环素类、红霉素、甲硝唑（灭滴灵）、西咪替丁（甲氰咪胍）时，应忌食牛奶、乳制品、黄花菜、黑木耳、海带、紫菜等高钙食物。因为这些食物中的钙离子可与上述药物发生反应，生成难溶的结合物而降低药效。

（11）服用去痛片、散利痛、优散痛、安痛定、含氨基比林的药物时忌食腌肉，以免药物中的氨基与腌肉中的亚硝酸钠结合生成有致癌作用的亚硝胺。

（12）服用健胃散、龙胆酊等苦味健胃药时，不宜拌糖服用或服药后立即吃糖，因为苦味健胃药可借助其苦味刺激胃神经末梢，反射性地帮助消化和促进食欲，服糖后就会降低药效。服用可的松类药物时，也不可同吃高糖食品，否则会使血糖升高，出现糖尿。

（13）雷米封是一种常用抗结核药物，当服用这种药物时不宜同时吃鱼类食品。因为鱼类含有大量组氨酸，这种组氨酸在肝脏里会变成组织胺。雷米封会抑制组织胺的分解使其在体内堆积发生中毒，出现头痛、头晕、心慌、皮肤潮红、眼结膜出血以及面部麻胀等不适。

（14）服用左旋多巴、茶碱类、氨茶碱等药物时，不宜同时食用牛肉、鸡蛋、奶制品等高蛋白食物，以免降低其疗效。

（15）保泰松是一种抗风湿药物，服用该药时忌高盐饮食。因为高盐食物易导致血钾增高而引起水肿，使血压升高。服用降压药物时，也必须严格控制食盐量，以免阻碍血压下降。

（16）服用激素类药物例如泼尼松、地塞米松等，以及抗凝药物如华法林、双香豆素时，忌食动物肝脏，以免失效。

（17）安体舒通、氨苯啶是两种常用的保钾利尿剂，使用这两种药物时体内血钾容易升高，故不宜同时食用香蕉、橘子、葡萄干、菠菜、土豆、海带、香椿芽、紫菜、红糖等含钾量高的食物，以免引起高钾血症。

（18）服用感冒退热冲剂时，不宜吃蜂蜜、麦芽糖、枣等热量高的食品，否则会降低退热效果。

（19）优降宁是一种降血压药物，服用该药时不宜同食动物肝脏、鱼、巧克力、奶酪、腌鱼、香蕉、扁豆、豆腐、牛肉、香肠、葡萄酒等，否则可引起血压升高，甚至发生高血压危象和出血等。

（20）服用安定、硝西泮、氯氮平（利眠宁）、氨茶碱、西咪替丁等药物时务必忌烟，否则可因烟油中的多环芳香烃类化合物加速上述药物的代谢和灭活，从而减弱或者丧失这些药物的疗效。

（21）服降脂类药物时不要吃动物油。植物类食油可增强降脂药物的效果；可是动物油，主要是猪油、羊油、鸡油等，却会增加体内脂肪存储，降低某些降血脂药物的功效。所以在吃降脂类药物时，应吃植物油以增强降脂药物的功效。

（22）服用碱性药物时不宜吃醋，因为醋为酸性食物，在服用碳酸氢钠、碳酸钙、氢氧化铝、胰酶、红霉素、磺胺类等碱性类药物时，食醋会使药物失去药效，所以服用上述药物时必须忌食醋。

二、改善饮食方式

PCOS 患者通常伴随摄食行为改变，包括摄食过多、饮食结构不合理等不健康的饮食方式。改善多囊卵巢综合征患者的饮食方式是指通过限制能量的摄入，动员体内储存的能量释放，减少体内脂肪贮存量，使体重减轻的一种治疗方法。

（一）改善饮食结构与 PCOS

无论体重是否减轻，限制能量摄入均可以有效改善生殖指标。然而进一步分析不同能量的低碳水化合物饮食结构（40%与55%）与 PCOS 关系，发现两组间胰岛素抵抗、体重减轻、代谢 / 内分泌谱未见显著差异，且发现高蛋白饮食对于 PCOS 体重改善效果显著优于低碳水化合物饮食。但需注意高蛋白和低碳水化合物饮食结构并相对减少保护性食物，如水果、蔬菜和全麦食物等的摄入对肾脏潜在的不利影响，因此需要评估增加水果、蔬菜及全麦饮食时，是否可以减少高含量的动物性蛋白质摄入对机体的不利影响。

在一项短期 PCOS 饮食结构的研究中[3]，比较低碳水化合物（43% 能量）富含不饱和脂肪酸（17% 能量）与经典饮食结构（低脂和高碳水化合物）摄入时，发现低碳水化合物显著降低胰岛素水平，然而胰岛素敏感性及性激素水平未显著改善，而 omega-3不饱和脂肪酸的饮食结构可以有效改善 PCOS 代谢紊乱，如高血脂、胰岛素抵抗及血管内皮的损伤。

越来越多的循证医学证据显示，低升糖指数（glycemic index，GI）的饮食结构可以显著改善 PCOS 患者的胰岛素抵抗，降低心血管疾病风险、2型糖尿病及肥胖，因此，不同 GI 的碳水化合物摄入较摄入的总量对维持机体代谢健康似乎更加重要。

研究显示[4]，维生素 D 参与体内不同的代谢途径，包括胰岛素代谢通路，如果维生素 D 缺乏可能通过恶化胰岛素抵抗促进 PCOS 的发生发展，尽管其具体机制还存在众多未解之谜，但目前的研究普遍认为维生素 D 可能通过卵巢局部的凋亡机制及免疫调节参与炎症反应，引起 PCOS 患者的胰岛素抵抗。研究显示，PCOS 患者体内维生素 D 不足，适当补充维生素 D 可能有效改善该类患者胰岛素抵抗。

基于现有的循证证据，建议 PCOS 患者减重的饮食结构应是低碳水化合物、低饱和脂肪和增加适量蛋白质，包括47% 碳水化合物、38% 脂类（20% 饱和游离脂肪酸）和15% 蛋白质（谨慎用于可能肾功能不良的易感人群），配合规律的体育锻炼，可以有效地改善胰岛素抵抗和降低血脂水平。建议食用富含单不饱和脂肪酸的食物如橄榄油等，可降低心血管疾病及2型糖尿病的风险。

PCOS 患者饮食治疗原则如下：

（1）调查日常饮食热量，了解每天能量的摄入与活动消耗情况，按照热量负平衡的原则制订饮食处方。

（2）膳食总热量应根据患者的具体情况，如年龄、劳动强度、治疗前的进食热量以及病情等，参照正常供给量，结合减肥的目标来决定。如：每周减少体重0.5~1.0 kg，则每天摄入热量减少2301~4600 J（550~1100 cal）为宜；每月减少体重0.5~1.0 kg，则每天摄入热量减少523~1046 J（125~250 cal）。

（3）限制碳水化合物类供应，占总热量的40%~55%为宜。碳水化合物在体内能转变成脂肪，尤其是肥胖者摄入单糖类后，更容易将其以脂肪的形式沉积。同时应限制酒精的摄取，酒精中含有很高的热量。

（4）限制脂肪，使其占总热量的25%以下。过多的脂肪摄入可引起酮症。

（5）适量供应蛋白质，控制在总热量的15%左右。低热量饮食中蛋白质供给量过高会导致肝肾功能不可逆损伤。

（6）鼓励食用新鲜低糖水果、蔬菜和粗粮，保证每天食物纤维供给量不低于12 g。

（7）适量补充矿物质，体内维生素D不足的PCOS患者可以适当补充维生素D。

（二）饮食治疗方法

常用的方法有饮食限制疗法、低热量饮食疗法、超低热量饮食疗法以及绝食疗法。

1. 饮食限制疗法

适当限制患者的总热量，一般在5000~7500 kJ（1200~1800 kcal）之间，适合超重或轻度肥胖者。这种饮食疗法还可以采用多种调整模式，如高蛋白（40%~50%）、低脂肪（20%）、低糖类（20%~25%）饮食，或者高糖类、低蛋白（35 g/d）、低脂肪（10%）饮食。前一种方案热量低，虽然脂肪减少，却有生酮作用，可因早期酮症而引起大量水、盐从尿中排出，造成体重降低的假象。类似的方案还有高蛋白、高脂肪、低糖类生酮饮食。后一种方案强调食用水果、蔬菜、谷类，不用奶制品，不用砂糖，用低钠、铁、必需脂肪酸和脂溶性维生素，脂肪含量低、低热量而有足够的蛋白质，是医院较多采用的饮食方案之一。

2. 低热量饮食疗法

低热量饮食疗法（low calorie diet，LCD）也是肥胖患者常用的饮食控制方法，热量的摄入限制在每天2500~5000 kJ（600~1200 kcal），可照顾到常量元素和微量元素的供给。在设计上，蛋白质比例适当提高（占25%），每天60 g，且为高生物价蛋白质，糖类占20%，脂肪占20%。这种饮食有足够的脂溶性维生素及必需脂肪酸，又有糖类存在，故有抗生酮作用。若饮食总热量在4200 kJ（1000 kcal）以下，应供给维生素和矿物质的补充剂。这种饮食疗法可在较长时间内达到减重效果，有较好的接受性，适合中度肥胖的患者。肥胖型 PCOS 者减轻体重，建议热量的摄入应控制在不超过1500 kcal/d。

3. 超低热量饮食疗法

超低热量饮食疗法（very low calorie diet，VLCD）是指除补充人体所必需的蛋白质、维生素、微量元素及食物纤维外，将每天的热量摄入限制在2510 kJ（600 kcal）以内，是一种快速减肥的饮食控制方法。这种饮食治疗仅适用于重度肥胖及采用低热量饮食加运动治疗无效的肥胖患者。选食液状食品，将胶原作为蛋白质的成分。VLCD 食品含蛋白质25~100 g，糖类30~80 g，脂肪3 g 以下。市场上已有商品化的 VLCD 食品，但必须严格掌握禁忌证，严重心脑血管病变、造血器官功能障碍、肝肾功能障碍者等应禁忌使用。超低热量饮食治疗通常减肥幅度较大，初期效果好，以后逐渐减缓，停止后可发生反弹。此时配合行为治疗可以维持减肥疗效。超低热量饮食治疗可引起组织蛋白分解增多，出现不良反应。因此，当体重下降到一定程度时，应逐步过渡到低热量平衡饮食。

4. 绝食疗法

绝食疗法分为间歇绝食疗法和完全绝食疗法。前者是指在原低热量饮食的基础上，每周完全禁食24~48小时；后者是指连续绝食1~2周。绝食疗法期间饮水不限。这些方法仅适用于重度肥胖患者应用超低热量饮食治疗效果不明显者。这种疗法的缺点是不仅丢失脂肪，而且蛋白质丢失过多，产生较多不良反应。有一种间歇绝食设计为“补充蛋白质”的禁食 [热量1674~2990 kJ（400~700 kcal）]，采用优质蛋白，可由配方食品提供，或食用瘦肉、禽类、鱼肉等。这种饮食治疗可使体重每周降低1.5~2.5 kg，有一定的危险性，使用不宜超过16周。因此，绝食疗法实际应用很少。

（三）选择主食的原则

1. 少吃精细食物

大米、面条、馒头这类主食，在加工过程中，丰富的膳食纤维、B 族维生素等营养素会大量流失，使得营养价值和饱腹感降低，升糖指数变高。平时吃米饭、馒头，因为其中的碳水化合物会很快地被消化、吸收，使得血糖快速升高，为了稳定血糖，身体会大量分泌胰岛素，这会使人很快又感到饥饿，并且在胰岛素的作用下，脂肪会加速囤积。

2. 营养价值是关键

主食的原料选择关键是：粗粮比细粮好，豆类、薯类又比普通的粗粮要好。因为它们跟细粮比有很强的饱腹感，并且很容易控制食用量。

减肥的时候因为吃的量相对于平时要少一些，所以如果只吃细粮就会导致营养缺乏。粗粮中膳食纤维的含量相当丰富，它会延长食物在消化道的停留时间，食物消化的速度慢了，就不会那么容易饿。

3. 选择血糖生成指数低的食物

血糖生成指数（GI）指的是人体食用一定食物后引起血糖升高的速度和幅度。它通常反映了一种食物能够引起人体血糖升高的能力，也就是吃了食物之后血糖上升的程度。

一般来讲，血糖生成指数比较低的主食比较容易饱，这样的食物不但对预防糖尿病有帮助，而且有利于控制体重。食用这样的食物之后，消化速度比较慢，进食后血糖不会迅速升高。

（四）可以适量吃的食物

1. 绿叶蔬菜

绿叶蔬菜富含铁、钙、钾、镁等微量元素，维生素 K、维生素 C、维生素 E 和多种维生素 B。维生素 B 在控制 PCOS 症状上具有一定积极的作用，体现在糖和脂肪的新陈代谢、甲状腺功能和激素平衡等方面。

2. 水果

水果中富含膳食纤维、维生素、矿物质。很多患者担心水果会使血糖水平升高并且使胰岛素水平上升。建议尝试吃一些低 GI 的水果或者坚果，比如樱桃、李子、葡萄柚、苹果、梨、杏干、葡萄、椰子、椰奶、奇异果、橙子、干梅子等，可以帮助控制吃水果引起的血糖上升。

3. 彩色和白色蔬菜

有明显色彩的蔬菜富含抗氧化物质。患有 PCOS 的女性通常会伴随着高比例的氧化应激。当体内自由基数量处于高水平时，身体会受到相应的生理胁迫，需要抗氧化物来应对氧化胁迫。

4. 有机的、牧草喂养的肉类

食草动物的肉比较瘦，相对于杂食动物的肉含有较少的激素。

5. 健康的脂肪

健康的脂肪对 PCOS 患者的饮食有非常重要的作用。必要的脂肪酸对维持细胞壁起着十分重要的作用，可以使营养物质进入细胞，使毒素被阻挡在细胞外。这对激素平衡、控制体重和生育起到了重要作用。这些有益的脂肪通常存在于坚果、鱼油、鳄梨、橄榄油等中。

（五）尽量不要吃的食物

注意避免刺激的饮食。除了辛辣食物之外，还包括酒精、烟草的刺激。少吃甜食、高油脂食物，甜食、高油脂食物都含有高热量，热量的过剩是导致肥胖的根源。少吃含饱和脂肪酸与氢化脂肪酸的食品，如肥肉、各种家禽及家畜皮、奶油、人工奶油、油炸食物、中西式糕饼等。鱼肉、豆类、坚果是比较好的蛋白质来源。

参考文献

[1] 中国人群骨质疏松诊疗手册（2007年版）[J]. 中国骨质疏松杂志，2007（S1）：1-67.

[2] 刘如如，党少农 . 膳食营养与高血压病的研究进展 [J]. 国外医学：医学地理分册，2012（1）：64-68.

[3] 林旭，刘鑫，黎怀星，等 . 肥胖的膳食控制策略 [J]. 内科理论与实践，2017，12（4）：245-255.

[4] 谢忠建，程群，丁悦 . 维生素 D 代谢和作用 [J]. 中华骨质疏松和骨矿盐疾病杂志，2018，11（1）：26-33.

第九章　辨证施膳疗法

一、多囊卵巢综合征

（一）概述

多囊卵巢综合征是生育年龄妇女常见的一种复杂的内分泌及代谢异常所致的疾病，以慢性无排卵（排卵功能紊乱或丧失）和高雄激素血症或高雄激素表现为特征。它是一种发病有多因性，临床表现为多态性的综合征[1]。目前，多囊卵巢综合征的发病率为6%~10%，而且近年有上升趋势，多发生在年轻群体。本病的发生与下丘脑－垂体－卵巢轴功能失常、肾上腺功能紊乱、遗传、代谢等因素有关。本病主要临床表现为月经周期无规律、不孕、多毛和（或）痤疮，严重时子宫内膜增生，有患子宫内膜癌的风险。由于本病的异质性，诊断标准尚未统一，我国学者多采用2003年鹿特丹标准[2]进行诊断：①雄激素过多的临床和（或）生化表现；②稀发排卵或无排卵；③卵巢多囊样改变。以上达到2条或以上，排除其他类似疾病后，可明确诊断。西医治疗原则主要为调整月经周期，对抗高雄激素血症和治疗胰岛素抵抗，有生育要求者还需行促卵巢排卵治疗。本病属于中医学“闭经”“崩漏”“不孕”“癥瘕”等病证范畴。

（二）病因病机

禀赋不足，肾气不盛，冲任失资，天癸不至；或房劳多产，肾精亏少，冲任匮乏，导致闭经、月经不调或崩漏、不孕等疾病。

素体脾虚或饮食失节，痰湿内生；或素体肥胖，多痰多湿，痰湿阻滞，气机不畅，脉道不通，冲任失调而致经水不调，婚久不孕；痰湿脂膜积聚，则体肥多毛；痰湿凝聚而致癥瘕，则卵巢增大，包膜增厚。

情绪不畅或郁怒伤肝，肝气郁结，久而化火，气血不和，冲任失调，致月经紊乱、不孕、面部痤疮、毛发浓密等。

七情内伤，肝气郁结，经脉不畅，经血凝滞；或经期、产后余血未尽，久而成瘀，瘀血阻滞胞脉，导致闭经、不孕、癥瘕等疾病。

肾虚、痰湿、肝郁、气滞血瘀，以上因素均可导致脏腑功能失调，气血失常，冲任失资或痰湿脂膜阻滞胞宫，胞脉不畅，血海蓄溢失常而致本病。

（三）辨证施膳

本病具有多种症状，辨证有一定难度，但不外乎虚实两种。虚者以肾虚为主，表现为月经延后、稀发，渐至闭经，伴有腰酸腿软、头晕耳鸣、乳房发育差等症状。实者以痰湿阻滞、肝郁化火、气滞血瘀为多，除月经紊乱外，痰湿者以胸闷泛恶、肢倦乏力、形体肥胖、多毛为特点；肝郁化火者以胸胁及乳房胀满、毛发旺盛、口渴喜冷饮为特点；气滞血瘀者则以情志抑郁、胸胁胀满，或经行腹痛拒按、舌质紫暗或边有瘀点为特点。本病治疗当辨证分型，分别予以益肾调经、化痰燥湿、疏肝清热、理气活血之法。

1. 肾气亏损

（1）证候：月经后期，量少、色淡、质稀，渐至闭经，不孕。头晕耳鸣，腰膝酸软，精神不振，畏寒，小便清长，性欲淡漠，或形体肥胖多毛。舌淡，苔白，脉细无力。

（2）治法：补肾填精，调补冲任。

（3）主方：鹿角胶粥。

原料：鹿角胶15~20g，粳米100g，生姜3片。

制作：先将粳米煮粥，待沸后，再入鹿角胶、生姜，同煮为稀粥。

用法：每日1剂，分2次早、晚温服。连服3~5剂为1个疗程。

方义：肾气亏虚，精血乏源，天癸不至，故月经推后，渐至闭经。方中鹿角胶性味甘、咸而温，入肾、肝经，有补肝肾、益精血之功，《神农本草经》说：“主伤中劳绝，腰痛羸瘦，补中益气，妇人血闭无子，止痛安胎。”同粳米煮粥服食，更增其补肾益肾之力。《本草纲目》言“鹿角胶入粥食，助元阳，治诸虚”。全方补肾温阳调经，适用于多囊卵巢综合征之肾气不足、肾阳亏虚所致经闭不行、不孕等。

（4）备选方。

①栗子粥：栗子5~10个，粳米100g。栗子去皮，与粳米同煮为粥。每日1剂，分早、晚服食。功能：补益肾元，适用于多

囊卵巢综合征之肾气亏虚型，症见腰膝酸软、性欲减退、闭经、月经后期、不孕等。

②鹿茸炖乌鸡：乌鸡250g，鹿茸5g。乌鸡洗净切块，与鹿茸同置炖盅内，加水适量，炖盅加盖，文火隔水炖3小时，调味即可。食肉饮汤，每日1剂，分早、晚温热服食。功能：温宫补肾、摄精养血，适用于多囊卵巢综合征之肾阳虚致闭经者。

③猪腰核桃（《食疗大全》）：猪腰1对，杜仲30g，核桃肉30g。猪腰去白筋，与杜仲、核桃肉共入砂锅，加水500mL煮熟，去杜仲。食猪腰、核桃，喝汤；每日1次。适用于多囊卵巢综合征之肾阳虚型。

④白鸽鳖甲汤（《食疗养生菜谱》）：白鸽1只，鳖甲50g。将白鸽去毛及内脏，鳖甲打碎放入白鸽腹内，加水1000mL煮烂。加调料后食肉饮汤，每日1次。适用于多囊卵巢综合征之肝肾阴虚型。

2. 痰湿阻滞

（1）证候：月经量少，色淡、质黏稠，经行延后甚或闭经，婚久不孕，或带下量多。头晕、头重如裹，胸闷呕恶，四肢倦怠，或喉间多痰，大便不实，形体肥胖，多毛。苔白腻，脉滑或濡。

（2）治法：燥湿化痰，理气调经。

（3）主方：苍附南星饮。

原料：香附15g，苍术、川芎各12g，胆南星4g，黄酒适量。

制作：将香附、苍术、川芎、胆南星诸药同入砂锅，加水适量，煎煮去渣取汁，兑入黄酒适量即可。

用法：每日1剂，分2次温服，连服7剂为1个疗程。

方义：脾失健运，痰湿内生，阻滞冲任，气血运行受阻，故月经后期，甚则闭经。治当化痰理气通经。方中苍术辛、苦，性温，归脾、胃、肝经，可燥湿健脾、祛湿明目，《珍珠囊》曰："能健胃安脾，诸湿肿非此不能除。"痰湿内停，气血运行不畅，气血瘀滞，则水湿运行不畅，痰湿更盛，故方中用善行气解郁、调经止痛之香附，配伍行气、活血力皆强之川芎，以运行气血，疏导瘀滞。方中胆南星专于化痰祛湿，又加入适量黄酒，行水祛湿之力更强。全方有燥湿化痰、理气调经之功，适用于多囊卵巢综合征之痰湿阻滞兼有气血瘀滞者。

（4）备选方。

①芥子粉：白芥子60g，黄酒适量。将白芥子研细粉备用。每次2g，每日2次，于饭前用热黄酒送服。功能：理气豁痰、温中通经，适用于多囊卵巢综合征之气滞痰阻型，症见月经停闭日久、小腹疼痛、形体肥胖、多毛等。

②三物通经粥：薏苡仁30g，丹参、山楂各15g，红糖适量。将前3味入水煮至熟烂，去渣，加入红糖即可。每日1剂，温热顿服，连服7剂为1个疗程。功能：活血行瘀、渗湿消食，适用于多囊卵巢综合征之痰湿瘀阻型。

③瓜蒌饼：瓜蒌瓤250g，白糖100g，面团（发酵）1000g。瓜蒌瓤去子剁碎，加白糖拌匀做馅，发酵面团擀皮后加上馅，制成饼或馍，烙或蒸令熟。每日1~2次代主食食用。功能：清热利湿、化痰通经，适用于多囊卵巢综合征之痰湿阻滞偏于热型，

症见经闭不来、形体肥胖、胸中满闷等。

④蚌肉白果汤（《妇科病饮食疗法》）：鲜河蚌肉60 g，白果肉15 g，黄花30 g，党参15 g，红糖适量。前几味同时入锅，加水500 mL，水煎服，每日2次。适用于多囊卵巢综合征之脾虚痰湿型。

⑤白萝卜汁（《疑难病的食疗》）：白萝卜3个。白萝卜洗净切碎，用干纱布包好，绞取汁液。每日分3次服完，宜常服。适用于多囊卵巢综合征之痰湿型。

⑥莱菔粥（《疑难病饮食疗法》）：莱菔子15 g，大米50g，白糖少许。大米加水600 mL 煮粥，待粥将好时放入莱菔子，煮成粥，放入白糖，搅匀即成。每日1次。适用于多囊卵巢综合征之痰湿型。

3. 肝郁化火

（1）证候：闭经，或月经稀发，量少，或先后无定期，崩漏，婚久不孕。毛发浓密，面部痤疮，经前乳房胀痛，或有溢乳，口干喜冷饮，小便短赤，大便秘结。苔薄黄，脉弦数。

（2）治法：疏肝解郁，清热泻火。

（3）主方：夏枯草昆布饮。

原料：夏枯草30 g，昆布、皂角刺、菟丝子各12 g，淫羊藿15 g，赤芍9 g，胆南星、川贝母各6 g，穿山甲3 g，白糖适量。

制作：先将川贝母、穿山甲研成细末，备用；再将夏枯草、昆布、皂角刺、菟丝子、淫羊藿、赤芍、胆南星同入砂锅，加水适量煎煮，去渣取汁，再入白糖搅匀即可。

用法：用药汁冲服药末，每日1剂，分2次服用，连服20剂为1个疗程。

方义：肝气郁结，疏泄失常，故经行延迟或闭经。治当疏肝泻火调经。方中夏枯草为君，味辛、苦，性寒，归肝、胆经，可清肝火、解郁散结。多囊卵巢综合征患者有体胖、卵巢增大、包膜增厚等表现，应配以涤痰软坚、化瘀消瘕之物。本方选用通经下乳、消肿散结之穿山甲，因其走窜性强，“近世风疟疮科通经下乳，用为要药”（《本草纲目》）；再配以昆布、皂角刺以软坚散结、化痰消肿，胆南星、川贝母清热化痰。方中菟丝子、淫羊藿补肾益气，散中有收，防消散太过以伤正。赤芍清热散结，并能活血化瘀。全方共奏清热散结、化痰调经之功，适用于多囊卵巢综合征之肝郁化火，兼肾虚痰阻型。

（4）备选方。夏枯橘蒜饮：夏枯草30 g，橘皮（鲜品）30 g，大蒜6 g，红糖20 g。将上述诸味药（除红糖外）一起放入锅内，水煎取汁，加入红糖搅匀即可。每日1剂，分3次温热饮服。功能：疏肝行气调经，适用于肝气郁结，郁而化火所致的多囊卵巢综合征。

4. 气滞血瘀

（1）证候：月经延后，经量多或少，淋漓不净，色暗红，质稠或有血块，渐至闭经，婚久不孕；经行腹痛拒按，精神抑郁，乳房、胸胁胀痛。舌质暗紫，或边尖有瘀点，脉沉弦或沉涩。

（2）治法：理气活血，化瘀调经。

（3）主方：王不留行猪蹄汤。

原料：王不留行12 g，茜草12 g，牛膝12 g，猪蹄250 g，调料适量。

制作：将前3味洗净，与猪蹄（去毛、骨）同入砂锅内加水及调料，用文火炖至猪蹄烂熟即可。

用法：食猪蹄饮汤，每日1剂，分2次佐餐服食。

方义：气滞血瘀，冲任受阻，经行不畅，故月经延后。治当活血化瘀，理气通经。方中王不留行味苦性平，善于行血，性走而不守，其活血通经之力甚强，遇流血不止者，还有止血之功，临床上也多用它催生下乳，为妇科常用药。茜草苦寒，归肝经，可凉血止血、祛瘀通经，《本草纲目》言茜草“专于行血活血。俗方治女子经水不通，以一两煎酒服之，一日即通，甚效”。牛膝苦、酸，平，归肝、肾经，在本方中有化瘀通经、引血下行之效，《医学衷中参西录》曰“牛膝，原为补益之品，而善引气血下注……兼治女子月闭血枯，催生下胎”。三药合用，可活血化瘀通经。方中还配伍猪蹄，以补益气血，有化瘀而不伤正之深意。诸味合用，共奏活血化瘀、下血通经之功，适用于多囊卵巢综合征之血瘀型，闭经日久，兼有虚象者尤佳。

（4）备选方。

①芎归艾叶蛋：川芎9 g，当归9 g，艾叶9 g，生姜9 g，鸡蛋2个，红糖适量。将前4味洗净，与鸡蛋同放入砂锅内加水烹煮，鸡蛋熟后去壳取蛋，放入药液中再煮片刻，去药渣加红糖调味即可。食蛋饮汤，每日1剂，分2次服食，连服7剂为1个疗程。

功能：行气活血化瘀、温经通闭，适用于多囊卵巢综合征之气滞血瘀并重且偏于寒者。

②益母陈皮蛋羹：益母草100 g，陈皮9 g，鸡蛋2个。将益母草、陈皮水煎40分钟，去渣取汁，打入鸡蛋，蒸成蛋羹，调味即可。每日1剂，分2次服用，连服10剂为1个疗程。功能：理气活血、养血通经，适用于多囊卵巢综合征之气滞血瘀兼血虚者。

③刘寄奴猪肉汤：刘寄奴15 g，猪肉60 g，黄酒30mL。猪肉洗净、切块，刘寄奴用纱布包好，与黄酒同入锅中，炖煮1小时，调味即可食用。食肉饮汤，每日1剂，分2次服食，连服7剂为1个疗程。功能：养血、破血、通经，适用于多囊卵巢综合征之瘀血为重者，症见月经不调、月经延后或稀发、肥胖等。

④导痰通经散：僵蚕、全蝎、鸡内金各30 g，半夏45 g，甘遂15 g，乌鸡蛋2个，食盐少许。前5味研末备用；乌鸡蛋打入碗中搅拌均匀，加药末6 g及适量清水、少许食盐调味，上笼蒸成蛋羹即可。每日食2个蛋羹，连服1周为1个疗程。功能：豁痰散结、通经下血，适用于多囊卵巢综合征之瘀血内停，兼有痰湿阻滞者。

⑤益母草煮鸡蛋：益母草50 g，香附15 g，鸡蛋2个。上几味加水400 mL同煮，蛋熟后去壳，再煮片刻，去药渣。吃蛋饮汤，每日1次。适用于多囊卵巢综征之气滞血瘀型。

二、高催乳素血症

（一）概述

高催乳素血症[3]是指由内外环境因素引起的催乳素水平异常升高（达到25 ng/mL）的一种疾病。导致高催乳素血症的常见病因有分泌催乳素的垂体肿瘤、药物因素、胸部疾病（如带状疱疹）等。本病主要临床表现为闭经或月经紊乱、溢乳、不孕、头痛眼花或视觉障碍等。它在正常成年人中发生率为0.4%，多发于妇女，偶见于儿童和青少年。症状常是本症的线索，诊断需要详细了解患者的月经史、生育史、哺乳史与药物使用情况，还需注意患者所患疾病是否与催乳素水平增高有关，要注意排除生理性、药理性因素，对于相关疾病的病因也需初步鉴别。西医治疗需根据病因而定，主要包括药物治疗、手术治疗、放射治疗，常用药物为溴隐亭。根据其临床表现，本病可归于中医“闭经”“乳泣”“月经过少”“不孕”等范畴。

（二）病因病机

情志抑郁或郁怒伤肝，肝失疏泄，气血运行紊乱，经血不下以致月经稀少、闭经或不孕；血不循常道下注，反随肝气上逆乳房而变为乳汁，导致乳汁外溢。禀赋薄弱，肝肾不足，或房劳久病，肝肾亏损，血海空虚，精血不足，导致闭经，甚则不孕；肝肾亏虚，肝失所养，肝失疏泄，气血运行紊乱，血随肝气上逆乳房而致溢乳。思虑劳倦过度，脾胃受损，脾虚生痰，脂膏痰湿阻滞冲任，胞脉闭阻而闭经；脾虚不能摄血归经，痰湿阻滞，气机不畅，冲任失调，气血不下注冲任，上逆乳房化为乳汁，导致乳汁外溢。本病常见病因病机为肝失疏泄，气机郁滞；肝肾亏虚，冲任失滋，封藏失职；或脾虚生痰，统摄失职，痰阻气滞。

（三）辨证施膳

本病主要病机为肝郁气滞、肝肾不足及脾虚痰阻，辨证需要根据乳汁、月经情况及全身伴随症状、舌脉的变化进行。肝郁气滞者常有情志抑郁，经前乳房、胸胁胀痛等症；肝肾不足者除闭经、泌乳外，常伴头晕耳鸣、腰膝酸软等症；脾虚痰阻者以胸闷腹胀、纳呆便溏、苔腻等症为特点。治疗应根据辨证结果，分别予以疏肝理气、补益肝肾、健脾化痰等方法，以达到抑制泌乳、通达月经的目的。

1. 肝郁气滞

（1）证候：闭经或月经迟发、量少，乳汁自溢或挤压而出。精神抑郁，善太息，胸胁、乳房胀痛，经前加重。舌苔薄白，脉弦。

（2）治法：疏肝解郁，行气调经。

（3）主方：夏枯橘蒜饮。

原料：夏枯草30 g，橘皮（鲜品）30 g，大蒜6 g，红糖20 g。

制作：将上述前3味药一起放入锅内，水煎取汁，加入红糖搅匀即可。

用法：每日1剂，分3次温热饮服。

方义：肝气郁结，气血运行紊乱，经血不按时下行，反随肝气上犯，故月经停闭，乳汁自溢。治当疏肝散结理气。方中夏枯草味辛、苦，性寒，归肝、胆经，功可清肝解郁、泻火散结。橘皮味辛、苦，性温，归脾、肺经，功可理气调中、燥湿化痰，治在中焦，中焦为气机运行之枢纽，中焦气畅则肝气亦得疏解。方中大蒜行滞暖胃，红糖活血补虚。全方共奏理气解郁、散结调经之功，适用于高泌乳素血症之肝郁气滞型，兼有中焦气滞者尤佳。

（4）备选方。

①麦芽茶：山楂（鲜品）50 g，炒麦芽30 g；或单味炒麦芽60 g。将山楂、炒麦芽或单味炒麦芽效入锅内，加水适量，煎煮后去渣取汁即可。每日1剂，代茶频饮。功能：健脾疏肝退乳，适用于高催乳素血症之肝郁兼有脾虚者。

②夏枯草昆布饮：夏枯草30 g，昆布、皂角刺、菟丝子各12 g，淫羊藿15 g，赤芍9 g，胆南星、川贝母各6 g，穿山甲3 g，白糖适量。先将川贝母、穿山甲研成细末，备用；再将夏枯草、昆布、皂角刺、菟丝子、淫羊藿、赤芍、胆南星同入砂锅，加水适量煎煮，去渣取汁，加入白糖搅匀即可。用药汁冲服药末，每日1剂，分2次服用，连服20剂为1个疗程。功能：疏肝解郁、清热泻火，适用于高催乳素血症之肝郁化火，兼肾虚痰阻者。

2. 肝肾不足

（1）证候：月经稀发、量少，或闭经，伴有溢乳，不孕，或易坠胎。头晕耳鸣，容易疲劳，腰膝酸软。舌红少苔，脉弦或细。

（2）治法：补肾填精，养肝调经。

（3）主方：鳖甲滋肾汤。

原料：鳖1只（300 g以上），枸杞子30 g，熟地黄15 g。

制作：将鳖入沸水锅中烫死，剁去头、爪、内脏，揭取鳖甲，洗净切块，放入锅内，再入洗净的枸杞子、熟地黄，加水600 mL，文火炖熟即成。

用法：食肉饮汤，每日1剂，分2次佐餐服食。

方义：肝肾亏虚，精血不足，肝失濡养，致闭经溢乳诸症。治当滋补肝肾。方中鳖肉味甘性平，功能滋阴补肾，《随息居饮食谱》谓其“滋肝肾之阴，清虚劳之热。主脱肛、崩漏带下、瘰疬、癥瘕”，为方中之君。枸杞子性味甘平，归肝、肾经，功可补肾填精、养肝明目。熟地黄甘温，亦归肝、肾经，可滋阴补血、益精填髓。全方诸药皆从肝、肾治，均有补肾填精益阴之功，鳖肉、枸杞子补肝之力强，而熟地黄还可补血生血，三药合用，滋阴补虚、调补肝肾，适用于高催乳素血症之肝肾不足、精血亏虚者。

（3）备选方。

①杞子兔肉汤：枸杞子30 g，兔肉250 g。将枸杞子洗净，与兔肉同入砂锅内，文火煮烂，加入适量精盐、味精即可服食。每日1剂，分2次佐餐服食，宜常服。功能：补肾养肝调经，适用于肝肾亏虚、肾虚偏重之高催乳素血症。

②南石叶饮：南石叶15 g，黄芪、续断各9 g，熟地黄12 g，鹿角霜10 g，川芎15 g，红糖适量。诸药（红糖除外）加水共煎，

去渣取汁，入红糖调味即成。每日1剂，分2次饮服，连服7剂为1个疗程。功能：益肾补虚、活血通经，适用于高催乳素血症之肾虚血瘀者，症见闭经、泌乳、腹痛、舌边有瘀点、脉沉涩等。

3. 脾虚痰阻

（1）证候：形体肥胖，闭经或月经迟发、量少，不孕，伴有溢乳。胸闷腹胀，纳呆便溏。舌质淡胖，苔白腻或滑腻，脉滑或缓滑。

（2）治法：健脾燥湿，豁痰调经。

（3）主方：二术膏。

原料：白术、苍术、茯苓各250 g，生姜150 g，大枣100枚。

制作：将白术、苍术、茯苓洗净，烘干，研末过筛；大枣去核，与生姜同煮熟，去姜渣压成姜枣泥；用姜枣泥调和药粉为膏即成。

用法：米酒送服，每次30 g，每日早、晚各1次。

方义：脾胃虚弱，痰湿阻滞，冲任阻隔，发为闭经、不孕、泌乳诸症。治当健脾化痰祛湿。方中白术、苍术、茯苓三药均入脾、胃经，都可健脾燥湿，治疗脾失健运、湿阻中焦之证，但实际应用有些区别：白术长于健脾益气，为补脾要药，适用于偏虚者；苍术以燥湿为主，为运脾要药，适用于偏实者；茯苓则善利水，又长于健脾。三药同用，则脾胃得运，水湿得化。再配以生姜、大枣，补脾和胃，更助脾胃运化之功；以米酒送服，取酒能行滞之功，助诸药健脾化湿导滞。全方健脾燥湿、化痰调经，适用于高催乳素血症之脾虚痰阻型。

（4）备选方。

①薏苡仁根丝瓜汤：薏苡仁根、老丝瓜（鲜品）各30 g，红糖适量。薏苡仁根、老丝瓜洗净，水煎取汁，加红糖少许调味。每日1剂，分2次服用，连服5剂为1个疗程。功能：清热利湿、化瘀通经。适用于高催乳素血症之痰湿阻滞、湿热偏重者。

②苡仁山楂粥：薏苡仁30 g，扁豆15 g，山楂15 g，红糖适量。将山楂去核，与薏苡仁、扁豆一同入锅，加水400 mL 共煮成粥，加红糖调匀即可。每日1次，分2次温热服食。功能：渗湿化痰、活血行瘀，适用于高催乳素血症之痰湿阻滞兼瘀型。

参考文献

[1] 阮祥燕，谷牧青．多囊卵巢综合征的诊断治疗与管理[J]. 中国临床医生杂志，2021，49（1）：3–7.

[2] The Rotterdam ESHRE/ASRM–Sponsored PCOS consensus work shop Group Revised 2003 consensus on diagnostic criteria and long–term health risks related to polycystic ovary syndrome. [J]. Hum Reprod，2004，19（1）：41–47.

[3] 陈冬，马翠卿．阿立哌唑治疗抗精神病药物所致高催乳素血症的研究进展[J]. 中国健康心理学杂志，2015，23（9）：1422–1425.

第十章　体质辨识多囊卵巢综合征

一、体质的概念

中医体质是指从中医的角度来看待机体的素质，即人的天赋禀性和体格特征，是人体秉承先天（指父母）遗传、受后天多种因素影响，所形成的与自然、社会环境相适应的，功能和形态上相对稳定的固有特性。它就像人的性格，既有不变的一面，又不是完全不能改变的，这就是所谓的相对稳定性。体质通过形态结构、生理机能、心理状态和病理反应状态的不同表现出来。在生理上，表现为组织器官等的机能代谢调节方面的个体差异；在病理上，表现为对某些不利环境的不易适应性、某些致病因素的易感性、产生疾病种类的特异性和疾病传变转归的倾向性等。简而言之，中医体质就是在中医看来一个人区别于其他人而特殊存在的一组特征。每个人的身体状况不同，体质也不同。2009年4月，中华中医药学会颁布了《中医体质分类与判定标准》。

二、中医体质学国内外研究进展

1. 国外研究进展

西方学者在体质类型研究方面尚未形成形体、功能、代谢三维结构研究，多偏重于气质类型的探索。韩国多为传统宏观的分类方法，分为太阴、少阴、太阳、少阳四象体质，近年来韩国对体质亦开始量化模式的研究。日本一贯堂医学则将体质分为热毒质、脏毒质、瘀血质。他们为求把握群体体质的差异规律，从不同角度试图对个体差异做出分类。但这种研究主要反映对个体差异性的认识，尚未形成体质分类与之相关的认识，而中医体质学的研究有其独特的优势，可满足这一点。

2. 中医体质学与现代医学的关系

除了分类研究以外，学者们亦十分注重中医体质学与现代医学之间联系的相关研究，试图把握二者之间的联系规律，为疾病的预防、诊断及治疗提供一个新的临床思路。一方面，有研究表明[1]，体质类型与某些特定的基因表达有关，该研究从分子水平阐明中医体质的物质基础，说明其有相对稳定性，同时亦提示了中医体质的研究是中医领域中最有希望与现代生物科学技术相结合的，并有望成为中医现代化研究的突破口。另一方面，亦有研究发现[2]，中医体质具有可调性，在一定的条件下，如中药药物干预等，体质可发生转变。因此，从改善体质入手，为恢复患病个体的病理状态提供前提条件，这是医学治疗的重要途径，同时对疾病的预防和治疗有重要的实践意义。这些研究均应用了中医学“因人制宜”的思想，从体质状态及不同体质类型的特征、个体差异制定疾病防治原则。

三、体质与证、发病的关系

（一）体质与证的关系

体质的偏颇既是发病的内因，又是决定疾病发展过程及证候类型演变的重要因素。换而言之，证与个体的体质特征、病邪部位、受邪轻重、病邪性质等因素有关，但起决定作用的是体质特征。陈家旭[3]认为，病证的多变性根源在于体质的差异：病因相同，体质不同，证亦不同；疾病相同，体质不同，证亦不同；疾病不同，体质相同，证亦相同。在证候诊断方面，提出据质求因、据质定性、据质明位、据质观势。体质是个体的生理基础，决定了疾病的发生与否及疾病的发展和预后。不同体质的个体，受到外界病邪干扰，则有可能发展为疾病，而不同的疾病阶段则有不同的证候类型。

（二）体质与发病

中医体质学说认为，个体对某些疾病有着易患性及倾向性，是由个体体质的特异性所造成的。疾病的发生与否主要取决于正气的强弱，而正气强弱又与个体体质相关。《素问·刺法论》有云“正气存内，邪不可干”，体质强者不易感邪发病，或发病轻，病程短，易治愈；体质弱者则易感邪而发病，且易深入，传变多，病程缠绵，如《素问·评热病论》所说“邪之所凑，其气必虚”。

四、体质的形成

体质形成的机理比较复杂，它是机体内外环境多种因素综合作用的结果，主要包括先天禀赋与后天影响两个方面。父母给予的先天之精，不仅决定了外貌体格、肤色发质、性格气质，还决定了先天缺陷和对疾病的易感性。后天影响同样十分重要，适宜的调养不仅有利于身体的发育，而且可在一定程度上弥补先天的不足。

（一）先天禀赋

有的人出生时体重就有9斤，有的人只有4斤，先天因素的影响在体质形成中具有非常重要的作用。《灵枢·寿夭刚柔》指出：“人之生也，有刚有柔，有弱有强，有短有长，有阴有阳。”说明人在出生之时，就已经初步具备了肥瘦、强弱、高矮、偏阴偏阳等不同的体质特征。可以说，遗传因素是决定体质形成和发展的根本原因，包括父母双方生殖之精的质量，父母血缘关系所赋予的遗传特性，父母本身的体质，以及在母体内孕育过程中安胎养胎及疾病用药所带来的影响。

先天禀赋确定了体质的“基调”，就像一篇优美散文的初稿、一幅山水画的主色调、一曲乐章的主旋律、一栋大楼的地基。对体质的形成影响较大的先天禀赋包括元气、年龄、性别等因素。

1. 元气

元气是指人体的正气，具体到现代医学的概念，元气相当于遗传因子，父母的生殖之精结合形成了胎儿的先天之精，而先天之精化生为元气。元气是人体最根本、最重要的气，是人体生命活动的原动力。正如一台机器的发动机一样，元气起着推动人体生长发育和生殖的功能，全面推动和调控全身各脏腑经络、形体官窍的生理活动。

元气的量从一开始就确定了，有的人多，有的人少。元气就像一堆柴一样，当它开始慢慢燃烧，它的火焰就是生命存在的象征，始而微弱，逐渐变得猛烈，当薪力将尽、火光渐暗时，就是一个人走向暮年的时候了。

美国学者海尔弗里根据细胞分裂次数来推算人的寿命，得出的结论是人的寿命应该为120岁。早在几千年前，《素问・上古天真论》就说："上古之人，春秋皆度百岁……而尽终其天年。"但是，为何我们的平均寿命只有七八十岁，而且大多死于疾病？是谁偷走了我们四五十年的阳寿呢？答案很简单，很多人不善于合理利用自己的元气。有的人喝酒就像喝饮料那样没有节制，醉酒之后入房纵欲，伤于酒又劳于色，只贪图一时欢欣，而肆意地纵欲妄泄，不知道保持自身的精气。另外，像熬夜、暴饮暴食、生活起居没有规律等诸多不健康的生活方式，都能导致元气大量耗损，半百而早衰，疾病缠身而不能终其天年。

2. 年龄

每个人都不可避免地要经历生、长、壮、老、已这五个阶段。在这五个阶段，人体的脏腑经络及精气血津液不可避免地发生变化来适应机体。故而在个体发育的不同阶段，一个人的体质也会随之改变。

小儿生机旺盛，如初萌的枝芽，同时又娇嫩脆弱，需要特别的呵护和关爱。小儿为“纯阳之体”，生长迅速，但其精气阴阳均未发育成熟，容易被病邪侵袭，故又被称作“稚阴稚阳”。

《灵枢·天年》中有一段论述，是说人体在十岁左右适合小跑，因为此时人体的血脉畅通，气血流动；在二十岁左右适合快步走，因为此时人体的血气强盛，肌肉开始变得结实；在三十左右适合行走，因为此时人体气血稳定、肌肉坚固、血脉盛满；人体四十岁左右不适合经常走动，因为此时人体开始衰落；在五十岁左右应多休息，因为此时人体的肝脏开始衰落，而肝开窍于目；在六十岁左右忌多担忧顾虑，因为此时人体的心气开始衰竭；在七十岁左右脾气开始衰弱，皮肤开始干枯；八十岁左右肺气衰弱，元魂开始离散，因为肺藏魄；九十岁左右肾气衰竭，五脏的经脉都趋于空虚；百岁后五脏的血脉空虚。一个人从婴幼儿到青少年到壮年这段时期，血气渐长渐充渐盛，至三十岁达到顶峰。这段时期体质多表现为以阳热为主。壮年开始，眼界逐渐开阔，接触的人和事物越来越多、越来越复杂，加上学习工作忙碌，还得顾及成家立业，烦恼、思虑的事情多了，生活规律即出现了异常。加上现代人的生活少不了熬夜与狂饮，吃喝不定时、不定量，故各种疾病就开始在身体内埋下种子，这就导致这个时期体质的复杂性与多样性。到了不惑之年以后，身体已经开始走下坡路，精气血逐渐衰减；到天癸衰竭时，人已经从血气方刚变为以虚性（或夹痰）为主的体质了。

3. 性别

按性别可以将体质分为男性体质与女性体质。男女两性存在生理病理上的差异，具有不同的体质特点。唐宗海在《血证论》中专列“男女异同论”，即从两性体质的不同，论其证治有别。

从总体上来说，男属阳，禀阳刚之气，多体格强壮，性情外向豪迈，故多阳热、肝旺体质；女属阴，禀阴柔之气，多体格娇小，性情内向温婉，故阴虚体质多。男子以肾为先天，以精气为本，故多伤精耗气，病多在气分，所以气虚、精亏体质多；女子以肝为先天，以血为本，故多伤血，病在血分者多，所以多血虚、阴虚体质。男子多粗犷，凡事不往心里放，心胸开阔；女子多细腻谨慎，说过做过的事会存在心里，故有时候易钻牛角尖而转不过弯，放不下心中所虑，气机郁滞，胸胁胀闷，不思饮食，故多气郁体质。

此外，女子有经、带、胎、产、乳等特殊生理时期，故在月经期、妊娠期、哺乳期的身体状况均有不同特点。从青春期到更年期，月经周期贯穿于女性的几十年生活中，给女性带来了多方面的生理影响，如神经紧张、易怒、沮丧、失眠、恶心、头痛等。有的人月经来时，可因失血而致面唇色白，一派血虚征象；有的人亦可因血行不畅，下腹剧痛而呈现血瘀征象。妊娠期由于阴血下聚供养胎儿，容易出现阴血不足、气易偏盛的现象，有人感觉腹中的胎儿就像一盆火，故又有“孕妇宜凉”一说。产后气血大虚，易自汗，易感风寒，易口唇干裂、大便燥结，故又有“产后多虚多瘀”之说。

肾精对人体的生长发育及生殖起着至关重要的作用。当人体的肾精开始衰竭时，人体的机能也开始逐步衰竭。所以，中医强调无论男女一般均以保养肾精为主。

（二）后天影响

1. 情志

“笑一笑十年少，愁一愁白了头”，人的情志对体质的形成有重要影响。《素问·阴阳应象大论》说：“人有五脏化五气，以生喜怒悲忧恐。”喜、怒、悲、忧、恐这五种情志变化再加上思和惊，就构成了“七情”。情志是人体对外界客观事物刺激的正常反应，反映了机体对自然、社会环境变化的适应调节能力。情志的太过与不及会导致心理状态发生改变，而又因为情志活动与人的脏腑气血二者间有密切联系，故情志异常会对脏腑气血功能产生影响，进而影响体质。

（1）怒。“怒则气上”“怒伤肝”，太过会表现为面红目赤、头胀头痛，甚至大口喷吐鲜血、昏厥猝毙。易怒的人在日常生活中性格急躁，容易生气。若不加以控制，容易患高血压、急性肝炎、急性胆囊炎等。

（2）喜。“喜则气缓”“喜伤心”，太过会导致心气涣散于外，轻则精神不能集中或神志失常，重则可致心气暴脱而气息微弱、大汗淋漓、面色苍白、手撒肢冷、二便自遗、脉微欲绝等。

（3）悲。“悲则气消”“悲伤肺”，过度的悲伤会损伤肺气，致气机宣降失和，表现为情绪低落、频频落泪、气短胸闷、乏力懒言等。

（4）恐。“恐则气下”“恐伤肾”，过度的恐惧损伤肾，致肾气失去固摄作用，气机下陷。最典型的表现为二便失禁、腰酸腿软。长期处于惊恐状态下会损伤肾精，形成精亏体质。

（5）惊。“惊则气乱”，惊主要影响心神，致心神不定、气机逆乱，表现为惊悸不安或头脑顿时空白、手足无措、张口结舌，甚至导致失忆。

（6）思。“思则气结”“思伤脾”，过多思虑易伤脾气，致脾气郁滞，运化无权，表现为不思饮食、胃脘胀满、便秘或大便次数增多不成形。长期思虑可使气滞不畅，易形成血瘀或气郁型体质，易引发癌症等。

（7）忧。《灵枢·本神》说：“愁忧者，气闭塞而不行。”过度忧愁，不仅损伤肺气，也能损伤脾气而影响食欲。肺是表达人的忧愁情志活动的主要器官。当人因忧愁而哭泣时，会痛哭流涕，这主要是因为肺开窍于鼻，肺主气，为声音之总司。忧愁悲伤哭泣过多会导致声音嘶哑、呼吸急促等。肺主皮毛，故忧愁会使人的面部皱纹增多。忧伤肺，人在悲伤忧愁时，可使肺气耗散，出现感冒、咳嗽等症状，还可表现为荨麻疹、斑秃、牛皮癣等皮肤病。

七情变化可以通过影响气机进而影响脏腑功能盛衰而影响体质。若长期强烈持久的情志刺激，超过了人的体能负荷范围，可导致脏腑精气不足或紊乱。

2. 饮食起居

饮食是维持机体生命活动的基本条件。五味调和，滋养五脏，可增强体质。相反，若五味偏颇，则脏气偏颇而体质有所变化。

“民以食为天”。饮食是人体汲取营养和维持健康的前提条件，是生命活动的重要来源。一日三餐，必不可少，所以说人的体质是后天吃出来的也不为过。饮食对健康和体质形成具有举足轻重的意义。“病从口入”，可以理解为无论是饮食不节或饮食偏嗜，时间一长必会对体质产生巨大的影响，使其趋于偏颇。饮食有不同成分或性味特点，而人之五脏六腑各有所好，五味对应五脏，酸能收敛固摄，苦能泄下、燥湿、坚阴，甘能补益和中，辛能发散、行气血，咸能软坚散结。但如果长期嗜好某种味道的食物，就会使该性味所对应脏腑之脏气偏盛、机能失调，还可致脏腑间的五行平衡关系失调而出现他脏病变。

所以，饮食宜均衡搭配，营养全面。目前影响体质的饮食问题主要有营养过剩、营养不良及食法不当。

（1）营养过剩，多致痰湿

随着生活水平的提高，饮食日益改善，营养过剩情况日益严重。中医认为，营养过剩多致痰湿体质。这是因为脾胃难以消化转输而致“积食内停”，久之则易聚湿、生痰、化热。

①多食偏食。有的人不注意荤素搭配，光吃肉不吃青菜，而有些家长也纵容孩子，认为肉类蛋白质丰富，利于长身体。殊不知一荤三素或者两荤两素才为合理的菜式搭配。肉类固然有营养，但俗话说得好，“鱼生火，肉生痰，豆腐青菜保平安”，肉类吃多了易生痰湿。而一些商家为了吸引消费者，在食品的包装设计、口味方面下足了心思。这些食品虽然色香味俱全，但大多数高热量、低营养。如果把这些食品当主食，长久以往，多余的热量在体内堆积，易生成痰湿。

如果能掌握一点食物热量的计算方法，就可以控制热量的摄入。计算饮食所含的热量，首先要知道其中热量营养素的重量，然后利用以下公式计算：热量（卡）= 糖类克数 ×4+ 蛋白质克数 ×4+ 脂肪克数 ×9+ 酒精克数 ×7。

②过咸过辣。咸味、辣味易使人们食欲大开，结果不知不觉之中食量就大大超过了本来的计划。明代王蔡曾说：“辛多败正气，咸少促人寿。”提倡五味应调和，任何一味偏多都会对身体不利，所谓过犹不及就是这个道理。

我国北方地区烹调多重盐，长期食咸不仅易形成水钠潴留之痰湿水饮，于老年还易致血瘀体质。且过食咸伤血伤心，从而导致心气虚。

在我国四川、湖南、湖北、贵州、云南等地区，由于多雨潮湿，人们多嗜辛辣食物。辣椒味辛，性大热，有很强的发散作用。辣椒可以御寒祛风湿，并可杀灭容易在潮湿环境下滋生的细菌。但在北方偏食辣就会出现口干舌燥、咽喉肿痛、便秘上火等问题。即便是从南方到北方的人，也会因北方气候和环境变化的影响，体质逐渐发生改变。因此，为保证体质不发生偏颇，随着生活环境的变迁，食辣的习惯也应随之改变。

③常吃夜宵。经常或喜欢吃夜宵的人，如果进食的是高脂肪、高蛋白的食物，很容易导致血脂升高。夜间进食太多或频繁进食，会导致肝脏合成的血胆固醇明显增多，这是动脉粥样硬化和冠心病、阳痿等疾病的诱因之一。同时，长期吃夜宵会反复刺激胰岛素，使胰岛素分泌增加，久而久之便造成分泌胰岛素的 B 细胞功能提前衰退，发生糖尿病。

此外，夜宵食用过饱可使胃胀，“胃不和则卧不安”，容易出现失眠。所以那些夜行狂欢一族、生活忙碌无规律一族、麻将赌博一族或者网游一族多想吃就吃，久而久之，会致痰湿夹气虚体质，甚至导致阳虚、血瘀体质。

④嗜酒成癖。少量而适当地饮酒可促进血液循环，节假日适量饮酒也可增加节日气氛。但若长期逢餐必酒或饮酒过量，就容易聚湿生痰化热，危害健康。而且大量饮酒既伤脾胃（吃不下饭、腹胀、呕吐，影响正常饮食消化），又伤肝脏（解毒功能紊乱），易致肝硬化甚至肝癌。一次大量饮酒还易引起酒精中毒而致猝死。

（2）营养不良，多致正虚

虽说“若要身体安，三分饥和寒”，但摄食量少会致机体营养缺乏，气血化生无源，脏腑组织失养，则机能下降形成阳虚。且又因正气不足，抗病力弱，外易招致邪入，内易自生寒湿。久不纳食，胃失所养，易使胃脘不舒，长期发展，又易在心理方面形成障碍，出现厌食症等身心疾病。

①偏食节食。若为了某种喜恶而专食某类食物或坚决不食某类食物，又或为了追求苗条身形等原因刻意控制自己少吃或不吃。这些因素都会导致营养摄取不足或不完全。我国自古就有“五谷为养，五果为助，五畜为益，五菜为充”的说法。饮食搭配得当，才不会造成营养缺失，更有利于人体阴阳平衡与脏腑组织功能的正常发挥。所以在生活中应粗细粮搭配，荤素菜兼有。

②不吃早餐。常言道：“早餐要吃饱，午餐要吃好，晚餐要吃少。”早上7—9时正是胃经当令之时。胃经过一夜的蠕动，存食基本排空，此时正处于空虚状态，需要补充水分和吸收营养。同时胆囊中的胆汁也已经准备好，食物一入胃肠便排出帮助消化。如果贪睡懒觉或图省事而不吃早餐，长此以往必然损伤胃的运化功能和肝胆疏泄功能，导致痰湿和气郁体质。所以，有的人以不吃早餐来减肥，结果却“越减越肥”，原因就在于此。

③长期素食。长期素食的人因为缺少植物蛋白无法替代的动物蛋白，故有可能出现气血化生不足而致的面色少华、体乏无力、精神不振、声低懒言、意志低沉等气血亏虚症状。因此，饮食尽量荤素搭配，以1∶1为好。若已适应只吃素食的也应多

吃些补充气血的食物，如红枣、桂圆、枸杞子、糯米之类。

（3）食法不当

①食速过快。有的人吃饭狼吞虎咽，吃得太快，使食物在口中没有被充分嚼碎嚼烂，无形中给胃增添了负担，长久下去就会导致水谷运化不足，形成痰湿体质或耗气致气虚体质。

②常吃生冷寒凉食物。现在冰箱普及了，不仅为储存食物提供了方便，更为人们无论冬夏均可吃冷饮创造了条件。要知道把饮食转化为能被机体利用的精微物质，以及将这些精微物质吸收运输到全身，靠的是脾阳脾气的作用，冰冷寒凉之物最易伤脾阳。年轻人仗着气盛血旺无所顾忌，不仅夏天离不开冷饮，冬天也离不开冰激凌，不知此举为日后埋下了祸根。寒凉之物进入人体需阳气温化，且寒性凝滞，多吃寒凉食物易形成阳虚体质及血瘀体质（“血得温则行，得寒而凝”）。不仅从冰箱里取出之物不宜立即吃，就是一些性味寒凉的果蔬对脾胃虚寒的人来说亦少吃为妙，如冬瓜、苦瓜等。

由上可知，在饮食方面，食物种类、食品加工方式、饮食结构、进食习惯等多方面均会在一日三餐中影响我们。吃的有偏差，时间一长，就能影响体质。所以要多花心思在饮食上，采用合理的膳食结构、科学的饮食习惯、适当的营养水平促进身体的正常生长发育，使精气神旺盛、脏腑功能协调，痰湿不生，阴平阳秘，体质强壮。

3. 劳逸

适当的劳作和体育锻炼可使筋骨强健，关节通利，气机条畅，气血调和，脏腑功能正常，预防心血管疾病，降低糖尿病发生概率，控制体重与改变体型，减缓心理应激。而适当的休息有助于消除疲劳，放松心情，尽早恢复体力和脑力，维持人体正常的生理机能。故劳逸结合，有利于人体最有效地利用精力，并保持人体身心健康，形成平和的体质。过劳或过逸都会使身体出现偏颇，影响体质。

（1）过度劳累

①劳力过度：长期高强度的劳动或训练会耗伤人体正气，内脏的精气被损耗后，导致机体的生理机能下降，一是肺气损伤，表现为声低懒言、神疲乏力、喘息汗出等；二是脾气损伤，表现为食欲减退、脘腹胀满等。故劳力过度易致气虚体质。形劳也易致形体损伤，“久立伤骨”“久行伤筋”，长时间负荷重物或无间歇地运动使得筋骨、关节、肌肉损伤，积劳成疾。所以运动员为国家获得荣誉的背后是他们长期与一身的伤病做斗争的艰苦过程。

②劳神过度：心藏神，脾主思，脾化生气血，血以养神，故劳神过度首伤心脾。用神太过不予休养则暗耗心血，导致心悸健忘、失眠多梦；损伤脾气则纳呆食少、口淡无味、腹胀便溏。进食少了，化生气血之源少了，又会致神疲乏力、精神不振、情绪低迷，形成恶性循环，终致气血两虚。有的人劳神太过，血虚无以养发，故年纪轻轻便头发花白。

③房劳过度：房事不加节制，肆意妄为，会过度动用人体的肾精、肾气，出现腰膝酸软、眩晕耳鸣、齿脱发落、性功能

减退等肾精亏虚表现。若肾阳被伐，还可出现形寒肢冷、精神萎靡、小便清长频数、五更泄泻等肾阳虚症状。所以古语云：“年过二十不宜连连，年过三十不宜天天，年过四十要像数钱（古时以五为单位），年过五十进山拜庙（初一、十五两回），年过六十要像过年。”这虽是一个逗乐似的俗语，但充分体现出古人对房事应有节制的认识，年龄越大，越要注重肾精的封藏。

（2）过度安逸

过度安逸一般有体力过逸和脑力过逸两方面。体力过逸指的是运动少、劳动少的人，因为体内阳气不能被振奋起来，气机不条达舒畅，故各脏腑之职能不能更好地发挥。其中尤以脾胃运化机能减退较为明显，导致食少腹胀、肢困慵懒。现代人借科技之便省去必要的运动，如上下楼用电梯，出门坐车；空闲时间不运动，看电视、电脑，打麻将，坐着比躺着的时间都多。这样容易导致全身气机不畅，血液的运行及津液输布代谢出现障碍，极易形成气郁、血瘀、痰湿、湿热等郁滞型体质。

脑力过逸是指人长期不动脑。人废弃思考，会使阳气不振、神气衰弱。而神不御精气，除了出现精神萎靡不振、健忘迟钝外，还会导致身体各项机能下降，如脾胃运化失职、肝胆疏泄无权等都可发生。“流水不腐，户枢不蠹，动也。”用进废退的生物科学法则，同样适用于人的大脑。大脑神经细胞和其他组织器官一样，越用越能保持充沛的活力。总不用的话，神经细胞的凋亡速度就会加快。所以说，勤动脑，大脑就会永葆青春；思想懒惰了，就会反应迟钝。

（三）自然环境

人生存于特定的地理环境中，生命过程必然受到整个物质世界诸多因素的制约和影响。地理条件的差异性必然使不同时空条件下的群体在形态结构、生理功能、心理行为等方面产生适应性变化。我国地域辽阔，从极东的乌苏里江口到极西的帕米尔高原，从极南的南海曾母暗沙到极北的漠河县淡河镇。这片广袤的土地上生活着的各民族人民因地理位置不同，气候条件和生活习惯很不一样，这在很大程度上影响各地居民的体质。

《素问·异法方宜论》中就提出东南中西北五方地理气候特点及生活习惯不同造成人的体质差异。东方地区气候温和，因近海而盛产鱼、盐，人们多皮肤黝黑、腠理疏松，生病多为痈肿一类。南方地区地势低洼，气候常年温热湿润，少雪却雾露较多，故人们多吃酸类或带腐臭味的食物，其皮肤致密而显赤色，多发拘挛、湿痹及湿热之病。中央地区地势平坦多湿，物产丰富，人们过得并不太辛劳，故病多为痿厥寒热一类。西部地区地势较高，多沙漠，人们通常依山而居，气候干燥而多风沙，水土质硬，故居民多穿毛布等衣物，多吃易使人发胖的鲜美肉食，易生燥病或有内热的疾病。北方地区地势亦高，冬季寒风席卷，人们喜欢吃牛羊肉及乳制品等御寒，易形成痰湿体质或血瘀体质，因过于寒冷，人们常易生寒痹及胀满等疾病。

（四）社会变迁与个人境遇

社会的变迁使人的生存环境、生活习惯、社会习俗、道德水准、精神状态、饮食结构等具有迥然不同的特征，故人的体质呈现出与其所处时代相适应的变化趋向。社会的发展极大地改变了人们的生存条件、生活方式和思想观念。开放的社会环境、激烈的生存竞争、快节奏的生活方式使人们的精神日趋紧张躁动，这已经成为现代人最具代表性的心理特征。这种变化正是人群体质特征的外化和显现。社会地位、个人境遇、疾病及生活环境的变化是导致体质变异的重要原因。

五、体质的特点

先天因素与后天因素共同影响，使得体质具有以下特点。

（一）先天遗传性

人的体质与父母有关。《灵枢·天年》曰："以母为基，以父为楯。"先天之精是来源于父母各自的生殖之精，是形成生命的物质基础，是构成生命的本原。它与生俱来，藏于肾中，为人体生长发育、生殖的物质基础。《灵枢·决气》说："两神相搏，合而成形，常先身生，是谓精。"故一个人体质的形成尤其是外表形态、脏腑功能、精神情志等的个性特点很大程度上遗传自父母，即体质具有先天遗传性。

（二）相对稳定性

人们常说“江山易改，本性难移”，说明人的性格具有一种稳定性，体质也是如此。个体受其父母遗传信息的影响，会在其生命过程中表现出与亲代相似的特征，比如子女的长相多与父母相似。个体秉承于父母的遗传信息，保持了生命信息的连续性，使体质的形成和发展具有一定的规律。一旦形成某种体质，则不会轻易发生变动。但体质是随个体发育的不同阶段和环境的变迁而不断演变的，各方面主客观条件的变化必然会对人的体质有一定影响，如一个健壮之人在一场大病之后其体质很可能有所改变。因此，体质在生命过程的某个阶段具有相对稳定性，但不是固定不变的。

（三）动态可变性

先天禀赋决定着个体体质的相对稳定性和个体体质的特异性，且后天环境、饮食习惯、年龄变化、精神、营养状况、锻炼、疾病、针药治疗等因素均影响着体质的形成和发展。

首先，随着年龄增长，一个人的体质不可避免地会发生不同程度的改变。生、长、壮、老已是人生必然经历的，年轻时的体质和老年时的体质有延续性，但又有可能发生改变。其次，各种体质并不是毫无关联的，它们也处于动态变化之中。在环境因素影响下，每种体质均有可能向另一种体质缓慢地过渡发展，当然在未达到关键点之前，这种变化会被大多数人所忽略。

随着外来因素不断运动变化的干扰，身体有发展为其他类型体质的可能，平和质可以转变为各种亚健康体质，亚健康体质也可以向相反方向甚至向平和质转化，也可以沿着原方向不断发展，出现疾病。这一切都取决于个体对健康的认识、改变不良生活习惯的决心和日常的行为习惯。

据 WHO 统计[4]，一个人之所以能够健康长寿，其中遗传因素占15%、社会条件占10%、气候环境占7%、医疗条件占8%、自我保健占60%（包括合理膳食、适量运动、戒烟限酒、心理平衡等）。

（四）形神一体性

体质学说强调人的精神与形体之间的有机联系，人的精神状态会影响人的体质。“形神合一”是中医学体质概念的基本特征之一，是特定的生理特性与心理特性的综合体，是对个体身心特征的概括。一个人知足常乐、心态平和、安分守己会“恬淡虚无，真气从之，精神内守，病安从来”。而那些“以酒为浆，以妄为常，醉以入房，以欲竭其精，以耗散其真，不知持满，不时御神，务快其心，逆于生乐，起居无节”的人，则往往会“半百而衰”。《素问·阴阳应象大论》也说：“怒伤肝……喜伤心……思伤脾……忧伤肺……恐伤肾。”更说明人体形态结构、生理特性与各种精神活动间的密切关系。

（五）群类趋同性

所谓群类趋同性是指在一起生活的人有一种趋向一致的变

化。中国有句俗语是“老夫老妻越长越像”，意思是做夫妻时间久了，双方在很多方面越来越接近了。在个体体质的形成过程中，遗传因素使其具有明显的差异，环境因素、饮食结构及社会文化习惯等也可对其产生明显的影响。因此，同一族群或生活在同一地域的人群，因生存的自然环境、社会氛围、人文条件相同，彼此的饮食结构、风俗习惯、宗教信仰也相同，其生存环境、遗传背景等均趋于一致，使特定人群的体质呈现类似的特征。

（六）差异多样性

人是复杂的，即使属于同一种体质，还是会有许许多多的不同。每个人受先天因素和后天因素的影响，在生命过程中随着年龄推移、境遇改变、智力增长，岁月将我们打造成不同特征的个体，我们的身体与思想都是独一无二的。个人的身体会有健全和缺陷两方面，甚至还有盲区。即使在生命的不同阶段，体质特征也是逐渐变化的。正如世界上本没有两朵完全相同的花，世界上也不会有完全相同的两个人。

（七）连续可测性

体质是一个人所特有的个性特征，这种个性特征可以通过形体特点、情绪变化、喜恶等表现出来。我们可以通过各种检测仪器和主客观量表等判断出一个人属于哪种体质。体质的特征不仅伴随着生命的全过程，而且具有循着某种类型体质固有的发展演变规律缓慢演化的趋势，这就使得体质具有可预测性。体质的这种可预测性，为我们发现潜在的健康隐患提供了依据。知道了自己的体质，可以帮助我们认识自己体内的潜藏变化，及时调整自己的生活方式，以维持健康状态。

六、体质的构成

中医体质学说主要从形态结构、生理机能、心理状态和病理反应状态四个不同方面去认识和研究人体，并揭示个体差异。

1. 形态结构

形态结构包括直观可见的外部形态结构和间接可见的内部形态结构。内部为外部之基础，外部为内部之体现。因为外部形态结构体现得最为直观，故其包含的体表形态、体格、体型即成为体质特征的重要组成部分。具体到胖瘦高矮、胸围体重、面色明暗、毛发疏密、舌脉征象等都是反映个人体质的重要指标。

中国古代医家曾总结出“有诸内者，必形诸外”及“视其外应以知其内，则知所病矣”等“司外揣内”的诊断原理。《灵枢·本脏》云：“白色小理者肺小，粗理者肺大……肺应皮，皮厚者大肠厚，皮薄者大肠薄。”“青色小理者肝小，粗理者肝大。广胸反骹者肝高，合胁兔骹者肝下……肝应爪，爪厚色黄者胆厚，爪薄色红者胆薄。”“黄色小理者脾小，粗理者脾大。揭唇者脾高，唇下纵者脾下。”从体格的强弱就可以推测出内脏的盛衰。

2. 生理机能

生理机能是全身形态结构完整性的反映，其个性特征又会导致形态结构发生改变。它包含了脏腑经络功能的表达及精气血津液等的生成调节与机能的协调。具体到面唇甲色、语声高低、食欲口味、寒热喜恶、二便生殖、视听触嗅、睡眠情况等。例如：有的人语高气粗，声压全场；有的人却声低懒言，半天挤不出一句话；有的人吃饭狼吞虎咽，急得恨不得把盘子也吞下去；有的人却细嚼慢咽，总是最后一个吃完；有的人一天睡12个小时还是困懒得不想动；有的人却夜夜入睡难。这都是不同体质的人在生理特性方面差异之表现，这些生理机能的差异性亦是了解体质的重要内容。

3. 心理状态

心理状态是感觉、知觉、情感、记忆、思维、性格、能力等的总称，属于中医形神中“神”的范畴。不同个体脏腑气血阴阳的偏颇使其表现出某种特定的心理特征，而心理特征反过来又会长期影响形态结构和生理机能。其具体表现在人格、气质、性格方面。例如，有的人天性豪放开朗，像苏东坡的“大江东去，浪淘尽，千古风流人物”；有的人则多愁善感，像李清照的“知否知否应是绿肥红瘦”；有的则热情豪迈，像《水浒》中阮氏三兄弟的“这腔热血，只卖与识货的”；有的人却心狭，心里只容得下自己。

4. 病理反应状态

人的身体状态不同，对各种邪气的反应也就有所不同。有的人容易上火，有的人容易受寒。病理反应状态的差异性包含了个人对疾病抵抗能力的强弱、在发病过程中个体对某些致病因素的易感性、某些疾病的易患性及在疾病发展过程中变化转归的倾向性等，这为机体体质的判断提供了有力依据。例如：肥胖的人多属痰湿体质，容易患高血压、高血脂、脂肪肝等疾病；气郁气虚型之人则容易患贫血、内脏下垂等疾病。

七、中医体质学的分类

（一）古代中医体质分类

中医学早在两千多年前的《黄帝内经》里，就对体质分型进行了深入的探索，其对体质类型的分类方法主要有五行归属法、阴阳分类法、形态机能特征分类法、心理特征分类法等，其分类方法建立在对人体形态结构、生理功能和心理特征等方面观察的基础上，将人体放在自然环境、社会环境中去分析、归纳，主要从生理角度对体质进行分类。例如：根据五行归属，分为水形、火形、土形、金形、木形（《灵枢·阴阳二十五人》）；或根据阴阳强弱和筋骨气血不等，分为太阴之人、少阴之人、太阳之人、少阳之人、阴阳平和之人（《灵枢·通天》）；或根据禀性勇怯不同，分为勇士、怯士（《灵枢·论勇》）；或根据体型肥瘦、壮弱不同，分为肥人、壮人、瘦人、肥瘦适中、壮士等，其中肥胖体质又分为膏型、脂型和肉型（《灵枢·逆顺肥瘦》）；还有根据人的形态与精神状况分为“形乐志苦，形乐志乐，形苦志乐，形数惊恐，是谓五形志也”（《素问·血气形志》），这对后世的体质分类有十分重要的指导意义。后世医家在《黄帝内经》体质理论的基础上，结合临床实践对临床上常见的体质病理状态及其表现类型做了分类，逐渐发展成为更加适合临床的中医体质类型的分类方法。

（二）现代中医体质的分类

现代中医对体质分类的研究主要从临床应用的角度出发，比较有代表性的有王琦的九分法、匡调元的六分法、何裕民的六分法、田代华的十二分法、母国光的九分法、胡文俊的四分法等。其中，王琦提出的9种基本中医体质类型的体质分类方法较为成熟，已经通过教育部及项目专家论证。王琦继承了古代及现代体质分型方法的临床应用性原则以及现代学者以阴阳气血、津液的盛衰虚实变化为主的分类方法，结合临床实践，提出了体质九分法，即平和质、气虚质、阳虚质、阴虚质、痰湿质、湿热质、血瘀质、气郁质、特禀质。而且分别对9种中医体质类型的内涵进行了详细的描述，按照定义、成因、体质特征进行体质类型表述，其特征表述从常见表现、形体特征、心理特征、对外界环境适应能力、发病倾向5个方面进行。该方法从临床需要出发，以中医基础理论为指导，使体质分型与中医学的理、法、方、药密切联系，融为一体，具有很强的临床应用性。因此，王琦的体质分类法及根据其理论制定的中医体质量表已在临床研究中广泛应用。

（三）九种体质

中医学的体质分类，是以整体观念为指导思想，以阴阳五行学说为思维方法，以藏象及精气血津液神理论为理论基础，运用中医四诊的方法，通过主客观评测而完成的。体质的分类方法是认识和掌握体质差异性的重要手段。目前常用的体质分类方法有四分法、五分法、六分法、七分法、九分法、十二分法、十三分法等。本书根据常用的九种体质分类法分别讲述。目前国家体质标准将体质分为平和质、气虚质、阳虚质、阴虚质、痰湿质、湿热质、血瘀质、气郁质、特禀质九种类型。

1. 平和质

平和质是指阴阳气血功能较为协调平衡的体质类型，以形体适中、面色与肤色明润含蓄、精力充沛等为基本特征。

（1）形体特征：身体健壮，体形匀称，胖瘦适度。

（2）神色特征：面色与肤色因为人种与环境之别有五色之分，但是都明润含蓄，唇色红润，头发稠密有光泽，精力充沛，不易疲劳，反应灵活，思维敏捷，目光有神，性格随和开朗。

（3）饮食起居特征：夜眠安和，食量适中，二便正常。嗅觉通利，味觉正常，精力充沛，耐受寒热，自身调节及对自然环境和社会环境适应能力较强。

（4）舌脉特征：舌淡红，苔薄白。脉象和缓有力，脉平或沉。

（5）发病倾向：平和体质人群不易感受外邪，较少生病。

若生病，多为表证、实证，并且易治疗，康复较快，有的不需要治疗即可康复。此类体质在后天调养得当、生活条件适宜的情况下不易改变。此类体质人群容易长寿。

2. 气虚质

气虚质是指元气不足，气的推动、防御、气化、温煦等功能较弱的体质类型，以气短、神疲、乏力、自汗等气虚表现为基本特征。

（1）形体特征：身体较弱，较瘦小，肌肉松软。

（2）神色特征：面色、肤色与平和质无太大区别，或面色少华。平时气短声低，少气懒言，精神不振，身体较容易疲乏，尤其是在活动后，容易出汗、头晕、目眩。目光少神，毛发不泽，性格较内向，不喜欢冒险。

（3）饮食起居特征：夜寐尚可，容易失眠或嗜睡、健忘、多梦。食量较小，口淡，进食无味，易腹胀。小便偏多，大便正常或经常便秘，且容易泄泻。

（4）舌脉特征：舌质淡，舌形胖大，舌边常有齿痕。脉虚无力。

（5）发病倾向：气虚体质人群容易患感冒、内脏下垂等病，病时多为里证、虚证，病后需治疗且康复缓慢。不耐受寒邪、风邪、暑邪、湿邪，自身调节和对自然环境、社会环境的适应能力较平和质弱。

3. 阳虚质

阳虚质是指阳气不足，阳气温养、推动、蒸腾、气化等作用较弱的体质类型，以畏寒怕冷、手足不温等虚寒表现为基本特征。

（1）形体特征：形体适中或身体较弱，较瘦小或白胖，肌肉松软。

（2）神色特征：面色与肤色较平和质苍白且欠华，精神不振，容易疲乏，出虚汗或易出汗。动作迟缓，反应较慢，性欲偏弱，性格内向喜沉静，少动，或胆小易惊。

（3）饮食起居特征：平时喜睡，食量较小，喜热饮食。平素怕冷喜温，或体温偏低，四肢凉。大便常较稀薄，小便多，尿清长。腰膝酸软，耐夏不耐冬，易感受风邪、寒邪、暑邪、湿邪，自身调节及对自然环境、社会环境适应能力较平和质弱。

（4）舌脉特征：舌淡胖嫩，可见白滑。脉沉迟或细数无力。

（5）发病倾向：阳虚体质人群发病多为寒证，易患感冒、痰饮、肿胀、泄泻、阳痿等病。冬天易生冻疮，感受外邪易从寒化，病时多为里证、虚证、寒证，病后需治疗且康复缓慢。

4. 阴虚质

阴虚质是指阴液亏少，阴液制阳、滋润、濡养等作用较弱的体质类型，以体形瘦长、眼干涩、咽干、手足心热等虚热表现为基本特征。

（1）形体特征：形体适中或体形偏瘦，但较结实。

（2）神色特征：面色多略偏红或微苍黑，或皮肤呈油性，不畏寒，易畏热喜冷、手足心热，易盗汗。精神较阳虚质亢奋，性情急躁，动作敏捷，反应灵敏，性格外向，喜欢运动，活泼，自制力差。

（3）饮食起居特征：平时睡眠不实，易失眠或夜梦多。食量可较大，容易饥饿。口燥咽干，唇红，鼻唇干燥。喜冷饮，大便多干燥不易排，小便短黄。耐冬不耐夏，易感受暑邪、热邪、燥邪，自身调节及对自然环境、社会环境适应能力较平和质弱。

（4）舌脉特征：舌红少津或少苔，脉细数。

（5）发病倾向：阴虚体质人群耐冬不耐夏，不耐受燥邪。易患虚劳、失精、不寐（失眠）、头晕、耳鸣等病。对风邪、暑邪、热邪等易感性强，易患阴亏燥热之病证。病时多为里证、热证、实证，皮肤易生疖疮，病后需治疗且康复较缓慢。

5. 痰湿质

痰湿质是指痰湿内阻或流窜，阻碍阳气与气机的体质类型，以形体肥胖、腹部肥满松软、头晕、身体酸重、口黏、苔腻等痰湿表现为基本特征。

（1）形体特征：体形肥胖，腹部肥满松软，肌肉较松软。

（2）神色特征：面部皮肤油脂较多，多汗且黏。胸闷脘痞，咳嗽痰多，痰质黏稠，头重如裹，肢体闷重酸痛，或见神志错乱而发癫、狂、痫、痴，或见身体某些部位出现圆滑柔韧的包块等。性格偏温和、稳重，多善于忍耐。

（3）饮食起居特征：纳呆、呕恶、口黏腻或甜，喜食肥甘甜腻。倦怠乏力，咽部异物感，小便浑浊，大便正常或经常稀薄黏腻，排便不爽。出虚汗或易出汗。适应能力一般，对梅雨季节及潮湿环境适应能力差。

（4）舌脉特征：舌苔厚腻，脉滑或濡。

（5）发病倾向：痰湿体质人群易患消渴、中风、胸痹、瘿瘤、瘰疬、梅核气、乳癖等病，病时多为实证，病后需治疗且康复较缓慢，部分疾病不能治愈。

6. 湿热质

湿热质是指湿热内蕴的体质类型，以形体偏胖、面垢油光、易生痤疮、身重困倦、口苦、苔黄腻等湿热表现为基本特征。

（1）形体特征：形体适中或偏瘦。

（2）神色特征：面垢有油光，容易生痤疮。汗出黏腻较黄，身重容易感觉困倦。

（3）饮食起居特征：口苦口干，大便溏但黏滞不畅或燥结，小便短黄，男性易阴囊潮湿，女性易带下量多、色偏黄，或黄带有异味。适应力一般，对夏季湿热气候、湿重或气温较高环境较难适应。

（4）舌脉特征：舌质偏红，苔黄、滑腻。脉数或滑数。

（5）发病倾向：湿热体质人群易患疮疖、黄疸、热淋、痤疮等火热病证。病时多为实证、热证，病后需治疗且康复较缓慢，部分病不能治愈。

7. 血瘀质

血瘀质是指瘀血内阻，血行不畅的体质类型。瘦人居多，以面色晦暗、易患疼痛、口唇暗淡或紫、眼眶暗黑、发易脱落、肌肤干燥、女性多见痛经或闭经等血瘀表现为基本特征。

（1）形体特征：形体可见适中、偏瘦、偏胖。

（2）神色特征：面色与肤色暗，色素沉着，或皮肤可见丝状红缕，容易出现皮下紫斑，可见口唇、指甲暗淡，或局部刺痛，疼痛拒按，痛有定处。精神或亢奋，或萎靡不振。性格内郁，心情易烦、易怒，健忘。

（3）饮食起居特征：饮食正常，大便尚可或大便色黑如柏油状，小便调，妇女崩血、漏血，月经色暗有瘀块。适应力一般，不耐受风邪、寒邪。

（4）舌脉特征：舌色暗紫或有紫色瘀斑，舌下络脉紫暗曲张。脉多细涩或结、代。

（5）发病倾向：血瘀体质人群易患肿瘤、痛证、胸痹、中风、出血等病。病时多为实证、虚实夹杂证，病后需治疗且康复较缓慢，部分疾病康复较快。

8. 气郁质

气郁质是指机体气机郁滞，气运行不畅的体质类型，以形体偏瘦、神情抑郁、忧虑脆弱、烦闷不乐、胸胁胀满、走窜疼痛、善太息、睡眠较差、健忘、痰多等气郁表现为基本特征。

（1）形体特征：形体适中或偏瘦，但以形体瘦者为多。

（2）神色特征：面色无特殊，胸胁常烦闷，脘腹易胀闷，常嗳气、肠鸣、矢气等，精神或亢奋，或抑郁，常烦闷不乐。性格易抑郁，敏感多疑，易悲伤，内向，不稳定。

（3）饮食起居特征：失眠，多梦，常见食量少。大便偏干或大便稀溏，小便一般正常。女性可见月经不调。适应能力较差，尤其是对精神刺激适应能力较差，不耐受阴雨天气。

（4）舌脉特征：舌淡红，苔薄白。脉弦。

（5）发病倾向：气郁体质人群易患郁证、不寐、惊恐、脏躁、梅核气、百合病等病。病时多为实证，病后部分患者可自愈，但大部分需治疗，康复较缓。

9. 特禀质

特禀质包含两层意思，即先天的和特殊的体质。特禀质是指有一些先天性禀赋或者先天性遗传性疾病的体质，包括过敏体质、先天性畸形或生理缺陷等。

（1）形体特征：无特殊，或有畸形，或有先天生理缺陷。

（2）神色特征：面色无特殊，过敏性体质即使不感冒也经常鼻塞，打喷嚏，流鼻涕，容易患哮喘。过敏性体质皮肤多为敏感性，易出现皮肤过敏、荨麻疹等。心理特征因禀赋特异而不同。

（3）饮食起居特征：容易对药物、食物、气味、花粉、季节过敏。皮肤容易起荨麻疹（风团、风疹块、风疙瘩），常因过敏出现紫红色的瘀点、瘀斑；皮肤常一抓就红，并出现抓痕。适应能力差，如过敏性体质对季节的适应能力差，易引发宿疾。

（4）舌脉特征：舌淡红或淡白，苔薄白。脉弱。

（5）发病倾向：特禀质人群属过敏性体质，易出现药物过敏、花粉症等过敏性疾病；有的特禀质易发生血友病等遗传性疾病以及先天性愚型和中医所称的“五迟”“五软”“解颅”等；有的易发生胎寒、胎热、胎痫、胎肥、胎弱等胎传疾病。

八、体质状况的评价

评价一个人的体质状态不能单看某一方面，而是要就形态结构、生理功能和心理特征等做综合考虑。换言之，体质的标志是通过构成体质的要素得以体现的。因此，评价体质的特点要有一定的具体指标。

（一）理想体质构成要素

中医体质特征主要是通过四个要素来体现的，故评价体质状况亦可从这四个方面进行。

①身体之形态结构：不论外在形态结构还是内在形态结构均应考虑其完整性及协调性。②生理机能及运动能力：包括全身各组织的新陈代谢机能和一些基本的走跳攀爬活动能力。③心理发育水平：如上述提到的智力、情感、认知、性格、意志等诸方面。④各种适应能力：不仅包含对外来病邪的防御能力、抵抗能力、调控能力、修复能力，还包含对自然环境、社会环境、各种精神层面环境或者环境变更时的适应能力。

（二）理想体质的指标体系

中医的理想体质（即健康状态）可概括为机体处于“通”“荣”“平”的状态，即人体内部及其与自然社会环境的各个通路系统之间处于相对平衡的状态。

1. “通”

是指在各个通路系统中的物质运行畅通无阻，经络血脉或食道、气道无阻塞。正如《吕氏春秋·尽数》所言：“流水不腐，户枢不蠹……形不动则精不流，精不流则气郁。郁处头则为肿为风，处耳则为挶为聋。”

2. “荣”

是指营养物质充足，即在各个通路系统中运行着的物质的量充足或功能正常，能够濡养、维持机体的正常生理功能。

3. “平”

是指运行方向与配比问题，也就是各个通路系统中运行的物质方向正常、配比平衡，包括阴阳平和、无寒热以及各脏腑组织的功能正常等。

（三）理想体质的标志

《素问·生气通天论》云：“阴平阳秘，精神乃治；阴阳离决，精气乃绝。”形为阴，神为阳，要保持强健的体魄，获得健康理想的体质，就得形神统一，使人体内部及其与自然社会环境的各个通路系统之间精微物质充足，运行畅通，处于相对平衡状态。即“志闲而少欲，心安而不惧，形劳而不倦，气从以顺，各从其欲，皆得所愿”。理想体质的特点表现如下。

1. 有神

是精充气足的表现，即神志清楚，两目精彩，呼吸平稳，语言清晰，动作自如，反应灵敏，情绪平稳。

2. 有色

是人体精充神旺、气血津液充足、脏腑功能正常的表现。就中国人而言，面色及皮肤颜色应是红黄隐隐、明润含蓄的。

3. 有形

即形气有余之兆，健康者骨骼粗大，胸廓宽厚，肌肉充实，皮肤润泽，筋强力壮，胖瘦适中，各部组织匀称，各器官形态正常。

4. 有态

是人体功能强健的表现，人能随意运动而动作协调，体态自然。即所谓坐如钟，立如松，卧如弓，行如风。

5. 有声

人的语声因性别、年龄、体质强弱而有明显差异。但发声自然，声音柔和圆润，语音清晰，语言流畅，言与意相符是健康的基本表现。

6. 无味

正常人气血流畅，脏腑气血得水谷精微充养而能进行正常的新陈代谢，故不产生异常气味。

7. 有胃气

包括舌、脉等多方面表现，舌色淡红鲜明、舌质滋润、舌体柔软灵活、舌苔均匀薄白而润，简称“淡红舌，薄白苔”。脉有胃气是指脉象有从容和缓之象。

8. 气通

是指呼吸均匀、无声、规则且不费力。正常人每分钟呼吸16~20次，婴儿、儿童频率较快。脉搏与呼吸之比约为4∶1，运动、情绪等因素也可影响呼吸频率。无咳喘，无痰阻，胸部无闷痛或胀痛。

9. 水谷通

饮食口味正常，大小便无异常情况，无口渴及呕恶、腹胀等现象。

10. 血通

血脉通畅，周身无刺痛，诊脉时三部有脉，不浮不沉、不大不小、从容和缓、柔和有力、节律一致，尺脉沉取有一定力量，并随生理活动和气候环境的不同而有相应正常变化。

11. 阴阳平

阴阳平和，气血调匀，无寒热表现。按照自然界的变化规律而起居生活，如“日出而作，日落而息”，随四季的变化而适当增减衣被等。采用正确的方法进行调养锻炼，遵守社会公德，能被社会接受的同时也能适应自己所处的社会环境。

12. 对外界适应性好

对自然界变化和社会环境的变化有较好的适应性，不易患病。生活淡泊质朴，心境平和宁静，外不受物欲之诱惑，内不存情虑之激扰，达到物我两忘的境界。在思想上要安闲清静，不贪不求。

九、体质的简单评定

体质分型是按照中医理论评价人体的健康状况及其适应能力所获得的结论。在医疗机构测定中医体质类型需要一定的设备，检测人员要有一定的经验，虽然比较精确，但颇复杂。怎么简单地辨别自己属于哪种体质类型呢？其实中医九种体质的划分本身是中医认知人体健康状况的特色，根据每个人的一些具体表现就可粗略确定。

（一）体质的评定原则

在辨别体质时要做到五看、二问、一听、一闻、一数，即看形体、看神气、看面色、看舌象、看目光；问二便、问经带；听声音；闻体味；数脉搏。

一看形体：胖人多湿，瘦人多阴虚质。痰湿质懒散，动作慢，坐下很沉重。气虚质消瘦，肌肉松软。瘦但灵活，就是阴虚内热的体质。

二看神气：阴虚内热体质，兴奋，易烦躁，易激惹。气虚质、阳虚质则多偏于安静，偏于消沉。痰湿质慵滞，容易反应迟钝，有点呆的感觉。

三看面色：面色偏黄属气虚或偏湿，可能是湿热初期，热势不甚，也可能是痰湿质。面色偏红为湿热，偏白为痰湿质。皮肤干黄，没有光泽，属气虚体质。面色㿠白是阳虚质的表现。

面色暗、口唇暗属瘀血。

四看舌象：舌体大，颜色淡，属气虚质或阳虚体质。舌体小而软，无力，属气虚质。舌体小而红，属阴虚质。舌苔厚，属湿热质或痰湿体质。无舌苔为阴虚质。

五看目光：炯炯有神，属平和体质。目光无神，属气虚质或阳虚体质。眼睛巩膜上有脂肪沉淀，还有小血丝，看上去浑浊，属血瘀质、痰湿质或湿热体质。

问二便：经常小便发黄属阴虚。小便多、夜尿多属气虚、阳虚。大便不成形、吃东西敏感（如拉肚子），属气虚、阳虚。大便干结或溏泻不爽、小便黄、排泄不畅，属湿热体质。

问经带：月经不调，色紫暗有瘀血夹块，为血瘀质。白带量多色黄，为湿热质。

听声音：说话声音轻浅，属气虚或阳虚。底气足，为痰湿质或者平和质。

闻体味：汗味、体味特别大，属痰湿、湿热。口气臭，属痰湿质、湿热质或阴虚质。

数脉搏：脉次不清楚，若有若无，为阳虚质。脉次无间歇，但跳得不均匀，为血瘀质或者气郁质。脉次较快，为湿热质或阴虚质。脉次慢为阳虚质或气虚质。

（二）不同体质的评定标准

1. 平和质

评定标准：通、荣、平，适应能力强。气血津液运行通畅，营养充足，体重在标准范围之内，无明显不适。标准体重的简易计算法是：身高（厘米）−105=体重（千克），在标准体重加减10%的范围之内均属正常。例如，一个人身高175厘米，他的标准体重为70千克，故这人的体重在63～77千克之间就属于标准范围。

2. 气虚质

评定标准：弱、汗、虚、疲。身体弱、常汗出、无力、精神萎靡、易疲倦，各种症状在活动后加重，脉无力。

3. 阳虚质

评定标准：少、白、稀、冷。少为少气懒言，神疲乏力；白为面色白、舌淡白；稀为大便溏薄，小便清稀；冷为畏寒肢冷，或腹痛喜温喜按。

4. 阴虚质

评定标准：红、干、热、数。红为两颧潮红，舌色红；干为咽干口燥，小便短赤，大便干结，形体消瘦；热为潮热盗汗，手心、脚心发热，烦躁；数为脉搏跳动快，每分钟超过90次。

5. 湿热质

评定标准：红、重、闷、浊。红为面红舌红；重为头昏沉如裹，嗜睡，身体困重；闷为胸闷脘痞，口腻不渴，纳呆，恶心，肢体关节、肌肉可有酸痛；浊为指大便稀溏秽浊、臭味大，小便浑浊，或皮肤出现湿疹、瘙痒，妇女可见带下量多，或面色晦垢，易生痤疮。

6. 气郁质

评定标准：怒、胀、窜。平素性情急躁易怒，易激动，或忧郁寡欢，胸闷不舒，时欲太息。若病则胸胁胀痛或窜痛；或乳房、小腹胀痛，月经不调，痛经；或咽中梗阻，如有异物；或颈项瘿瘤；或胃脘胀痛，泛吐酸水，呃逆嗳气；或腹痛肠鸣，大便泻利不爽；或气上冲逆，头痛眩，昏仆吐衄。

7. 痰湿质

评定标准：胖、懒、重。形体肥胖，嗜食肥甘，神倦，懒动，嗜睡，身重如裹，口中黏腻或便溏，脉濡而滑，舌体胖，苔滑腻。若病则胸脘痞闷，咳喘痰多；或食少，恶心呕吐，大便溏泻；或四肢浮肿，按之凹陷，小便不利或浑浊；或头身重困，关节疼痛重着，肌肤麻木不仁；或妇女白带过多。

8. 血瘀质

评定标准：刺痛、紫暗。面色晦滞，眼眶暗黑，肌肤甲错，易出血，舌紫暗或有瘀点，脉细涩或结代。若病则上述特征加重，可有头、胸胁、少腹或四肢等处刺痛；口唇青紫或有出血倾向，如吐血、便血等；或腹内有癥瘕积块；妇女痛经、经闭、崩漏等。

9. 特禀质

评定标准：询问病史，可有多次过敏性疾病发生。其家族往往有相同病史。

人的体质是错综复杂的，有些人是单一体质，有些人则可能同时见到两种或两种以上的体质类型。如果多种表现集中出现在同一个人身上，这就可能是兼夹体质。

十、多囊卵巢综合征的中医体质辨识研究

不同体质的阴阳、强弱、肥瘦、寒温皆有区别，病邪伤人随体质从化，因体质而发病，而表现为相应症状。目前，多数学者认为多囊卵巢综合征患者多为痰湿质。研究发现[4]，在多囊卵巢综合征患者中，肥胖者占50%，痰湿为其病理基础。陈俊杰研究发现[5]，痰湿质为PCOS最常见的体质类型，占28.0%，其次为气郁质（18.9%）、阳虚质（17.4%）。施茵等亦认为，肥胖型PCOS患者的体质多属痰湿体质。王薇等研究[6]还发现，痰湿体质影响PCOS的发生，而PCOS正是以痰、湿二邪为病理基础。这些均说明肥胖型PCOS患者与痰湿体质有关。符合《格致余论》“肥人多痰”“肥人湿多”，《丹溪治法心要》“肥白人多痰湿”及《张聿青医案》“第体丰者多湿多痰”的理论。痰湿质由于水液内停而痰湿凝聚，以粘滞重浊为主要特征，其体质特征多表现为面部皮肤油脂较多，胸闷，痰多，体形肥胖、腹部肥满松软，易患消渴、中风、胸痹等病证，这与PCOS的临床特点极为相似。许多学者对肥胖者内分泌紊乱的研究也达成了一定的共识。罗广波等[7]对糖调节受损患者中的气虚质、阴虚质及痰湿质三组患者，行口服葡萄糖耐量试验，结果发现痰湿质组的糖调节受损患者较气虚质组和阴虚质组存在明显的高胰岛素血症及可能存

在胰岛素抵抗，且伴脂代谢紊乱。陈秀娟等[8]回顾性分析110例PCOS患者的临床特征及内分泌、血糖、胰岛素、血脂等指标，结果发现肥胖型体质的PCOS病人高雄激素及胰岛素抵抗的发生率均较非肥胖型高。王晓冰等[9]通过对文献中痰浊与多囊卵巢综合征胰岛素抵抗关系的探讨，发现PCOS的胰岛素抵抗是在痰浊不化病理基础上形成的，其辨证符合痰湿体质。王琦[10]组织的痰湿体质研究组发现，痰湿体质者血清总胆固醇、低密度脂蛋白胆固醇及甘油三酯均显著高于非痰湿体质者，高密度脂蛋白胆固醇水平低于非痰湿体质者，说明内分泌紊乱与痰湿体质关系密切。另外，杨俊雯[11]研究发现，多囊卵巢综合征患者体质存在明显偏颇情况，主要表现为气郁质占17.1%、湿热质占16.1%、痰湿质占15.5%，需引起我们的重视。

十一、探讨中医体质辨识及中医证候的相关设想

肥胖妇人月经不调、不孕症的病理机制是痰湿内停，壅塞胞宫，其体质基础往往是痰湿体质。中医药对本病治疗的疗效肯定，有着独特的优势并且不良反应少。但探究历年来中医体质上的许多种类型，这些类型从未能得到明确的统一和证实，而每种分型又有其相对应的治法，因此，中医体质清晰准确与否是至关重要的，直接关系到治疗方药的选用及疗效好坏。本研究通过临床流行病学调查的方法，从中医辨体、辨病的角度，

对多囊卵巢综合征进行较为全面的分析，探讨患者的中医体质和中医证候的分布规律，以及可能的相关因素，为中西医结合预防、诊断及治疗 PCOS 提供科学的理论依据。

PCOS 发病率及复发率高，且病程长，病变可累及多个系统。目前尚无系统的、大样本、有深度和广度的关于中医体质分布规律的研究，而研究体质与疾病相关因素的相关性，对疾病的治疗及预防有重要作用。因此，现代中医学采用标准化的9种中医体质量表调查法分析体质与疾病相关因素的相关性，从而更好地指导临床成为一种必然趋势。本研究的目的之一就是利用这一中医体质量表调查数据，依据中华中医药学会《中医体质分类与判定》，为体质与疾病相关理论提供流行病学调查依据。

中医体质量表调查法一改以往只重视医生的评价和单纯追求理化指标的方法，而是重视对被测者主观感受的测量与评价。以王琦为组长的计划项目组基于因人制宜的思想，以体病相关、体质可分、体质可调作为关键问题，运用多学科交叉方法进行体质分类研究，编制了由平和质、气虚质、阳虚质、阴虚质、痰湿质、湿热质、血瘀质、气郁质、特禀质（平和质为阴阳协调的体质类型，平和质之外的8种体质类型均为偏颇体质类型）9个亚量表（共计60个条目）组成的，各个亚量表含有7~11个条目、以自评为主的标准化量表，形成了中医体质量表，即《中医9种基本体质分类量表》。对该量表进行信度分析，结果显示：该量表9个亚量表得分的再现性相关系数为0.77~0.90，9个亚量表的内部一致性系数为0.72~0.82，说明该量表的再现性、尺度内一致性良好，其对评价指标的理论假设具有一定的全面性、科学性，研究的步骤和构想也比较客观、合理，可作为中医体质类型辨识和评估的标准化测量工具。项目组在此基础上制定了中国人群体质分类的标准化工具——《中医体质分类判定标准》，该标准被中华中医药学会认定为学会标准，并于2009年3月26日发布、2009年4月9日实施，目前已在全国范围内推广应用。通过填写中医体质量表，可初步预测个体体质，对《中医体质分类判定标准》9个量表中相对应的量表进行量化评分，即可判定出个人体质类型。

综上所述，PCOS具有特有的中医体质类型及中医辨证分型。因体质有疾病的活性载体之称，故对不同疾病的病理性体质进行研究，将对疾病的治疗及预防产生重要作用。根据中医体质学及辨证论治理论，从“辨体、辨病、辨证”相结合的临床诊疗模式出发，准确掌握中医体质类型及中医辨证分型的分布规律，以及其可能的相关因素，找出发病原因，从体质的调整优化入手，以提高临床疗效为目的，确定针对性治疗方案，并结合体质进行疾病的预防，以保持或促进健康状态，并为本病的中医疗效评价提供科学依据，拓展中医临床新的发展空间，并以此带动学科全面发展。

十二、多囊卵巢综合征的中医体质分布

（一）多囊卵巢综合征与阳虚质

多囊卵巢综合征是先天遗传和后天环境共同作用的症候群。现代医家对多囊卵巢综合征的中医认识，主要以肾虚为本，以痰浊瘀滞为标。先天禀赋不足，肾气虚，天癸不至，冲任失养，精血无以生养，血海无以充盈，故月经稀少、闭经，甚至不孕；肾阳虚，气化失司，无法温胞，血失温运，排卵无力，同时宫寒而不孕或致气血不畅，或成血瘀，致月经后期或闭经。调查发现，阳虚质多囊卵巢综合征患者的不孕率较高，约占55.6%。

（二）多囊卵巢综合征与阴虚质

现代城市人面临激烈的工作学习竞争，常熬夜，作息不规律，耗阳伤阴，精血亏虚，故经水难以按时而至。血为气之母，气为血之帅，精血亏虚，则气亦虚，气血不行，或气滞或血瘀，故多囊卵巢综合征的阴虚质可兼夹气虚、血瘀、气郁。若阴虚化热，灼伤胞络，破血妄行，则发为崩漏。阴虚质者或兼夹以上诸质者，常表现为月经后期、量少色淡，渐至停闭，婚后日久不孕。临床上常见此类患者形体瘦小，两颊痤疮，脱发明显。

（三）多囊卵巢综合征与痰湿质

多囊卵巢综合征是一种复杂的内分泌生殖症候群，其最终发展趋势为心血管疾病及代谢综合征，痰湿质 PCOS 患者多伴

肥胖。研究发现甘油三酯在肥胖人群中的平均水平为临界高值，且平均水平肥胖患者较非肥胖患者低，提示肥胖患者在心血管疾病和代谢综合征中的进展更快，即使是只处在超重阶段肥胖的人群。

正如《医宗金鉴·妇科心法要诀》里提到的，“因体盛痰多，脂膜筑塞胞中而不孕”。多囊卵巢综合征痰湿质的患者多因素体肥胖或过食肥甘厚味，损伤脾胃，致中焦无以运化水湿，聚而成痰，痰湿凝聚，脂膜壅塞，日渐体胖多毛，卵巢增大，发为本病；或日久成瘀，气血受阻，不能充盈血海，故月经失调，甚至经闭、不孕。

（四）多囊卵巢综合征与气郁质

女子以肝为本，肝藏血，主疏泄。如《临证指南医案·淋带门》云“女科病，多倍于男子，而胎产调经为主，女子以肝为先天”，又如《备急千金要方》云“女子嗜欲多于丈夫，感情倍于男子，加之慈爱恋憎、嫉妒忧恚，染着坚牢，情不自抑”。情志不畅，或易怒伤肝，肝气郁结，肝失疏泄，日久遂气滞血瘀，或郁而化火，或肝盛乘脾，脾虚无以运化水湿，水湿泛滥，湿热癖互结，阻滞气机，气血不和，冲任失调，故发为月经失调、不孕、痤疮。

十三、防治疾病九原则

汽车需要保养和检修，人体亦如此。因此，如果每个人能掌握身体变化的规律，主动采取各种措施以适应其变化就能避邪防病，“尽终其天年，度百岁乃去”。

（一）主动休息

主动休息就是在还未疲乏时，让身体“充电”后再干活。这比连续工作、学习效果好，也不伤身体。不要等饿得头晕眼花了才吃东西。按时进餐，及时补充能量，则精力旺盛。不要等到口渴了再喝水，水是生命之源，人体需要水的滋润，才能始终保持旺盛的生命力。不要困得手脚不听使唤才睡觉，充足的睡眠会让人精神饱满。

主动找寻可以让自己真正放松的方式，如去商场、书店逛逛；享受一下郊外散步和旅游；向家人或朋友倾诉自己的苦衷，释放心理压力；告诫自己有张有弛地做事情。

（二）均衡营养

没有任何一种食物能全面包含人体所需的营养。因此，既要吃山珍海味，更要吃粗粮、杂粮、水果、蔬菜。要倡导“杂食”，这样才符合科学合理的均衡营养观念。饮食合理，疾病必然很少发生。平时如能在调整膳食结构的同时，注意补充维生素、微量元素以满足人体需要，就能奠定健康的基础。

另外，营养的摄入与机体消耗之间的均衡也是身体健康的重要方面。每天的摄入量应根据自己的年龄、性别、劳动、活动等特点而定。如果每天摄入量大于消耗量，多余的能量会转

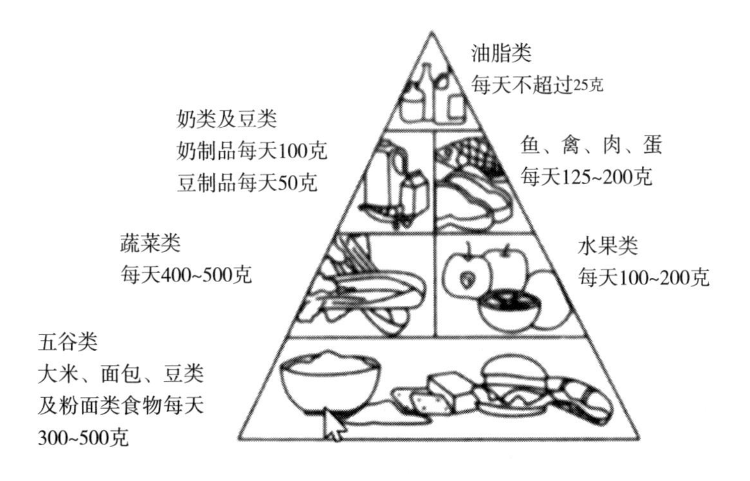

图10-1 食物金字塔指导图

变成脂肪沉积于血管壁上，使血管硬化，导致心血管病的发生。没有消化的蛋白质在肠道中变成毒素，也是诱发癌症的原因之一。如果消耗量大于摄入量则会使人消瘦乏力、免疫力下降，并导致许多疾病的发生。

图10-1是中国营养学会为居民提供的食物金字塔指导图，从中可以看出，合理饮食对健康至关重要。我们需要养成主动喝水、定时大便、慢食、节食、杂食淡食、常吃水果的好习惯。

（三）保障睡眠

睡眠能养精养气，健脾益胃，亦能健骨强筋。人要是几个晚上不睡，就容易疲劳、生病；患病之人如果睡好觉，病就会减轻。

睡眠和每个人的身体健康密切相关。当人们处于睡眠状态时，大脑和身体得到休息、休整和恢复，有助于日常的工作和学习。科学提高睡眠质量，是们正常工作、学习的保障。

【温馨提示】

（1）睡眠宜早，勿过十点，老年人勿过九点。千万勿自行以安眠药物助睡。

（2）枕上切忌思索未来事，睡时宜一切不思，视此身如无物，或如糖入于水化为乌有，自然睡着。

（3）如有什么心事不能入睡，千万别在枕头上翻来覆去地思虑，这样最耗神，可坐起来一会儿，累了再睡。

（4）注意枕头高度及软硬是否合适。

（四）自我放松

人之所以感到疲劳，首先是情绪使身体紧张。因此，要学会缓解压力，从紧张疲劳中解脱出来。要确立切实可行的目标，切忌由于对生活、家庭、工作等期望值过高而导致心理压力过大。人在社会中生存，难免有很多烦恼和曲折，必须学会应付各种挑战，通过心理调节维护心理平衡。

自我调节心理平衡法是站在更高的角度，用辩证的观点、积极的心态看到事物发展的必然结果和事物之间的平衡关系，找到自己的位置，达到心理的自然平衡。平静地反思引起自己不平心情的事物，使身心恢复自然，达到心态平衡、身体康复。

（五）培养情趣

兴趣爱好可以增加人的活力和情趣，使生活更加充实。例如下棋、跳舞、画画等活动，不仅可以修身养性、陶冶情操，而且可作为一些心理疾病的辅助治疗手段。

（六）有氧运动

现代社会高度发达的物质文化生活使一些人经常在室内看电视、玩电脑，从而远离阳光和新鲜空气，缺乏适当的运动，日久可使人处于萎靡不振、忧郁烦闷的状态。因此，每周应抽出一些时间，远离喧嚣的城市到郊外进行一些户外活动、呼吸新空气，在氧气充足的情况下进行体育锻炼。

常见的运动项目有：步行、快走、慢跑、竞走、滑冰、长距离游泳、骑自行车、打太极拳、跳健身舞、跳绳、做韵律操，以及球类运动，如篮球、足球等。

（七）调整心情

人不能一直处于高强度、快节奏的生活中，劳逸结合，张弛有度，对健康非常有益。开药治病是医生的事儿，保持一种平和的心态则是自己的事儿。遇事要顺其自然，天天有个好心情。

“恬淡虚无”“高下不相慕”“成，人将与我以美誉，我当笑纳而戒骄；失，人将与我以建议或抱怨，我当汲取其合理而戒馁”。这不仅仅是调节心理平衡的良方，更是一种修养与境界，也是解除痛苦的金钥匙。

（八）欣赏音乐

音乐可以表达情感，抒发情怀，引起人的共鸣。音乐以特殊的语言形式，满足了人们宣泄情绪、表达愿望的需求。而情感的适当抒发对人的健康十分有利。音乐不仅可以表达情感，还能通过旋律的起伏和节奏的强弱调节人的情志，令人消愁解闷、心绪安宁、胸襟开阔、乐观豁达。

（1）要选择文明健康、美妙动听而感人的音乐。消极颓废的音乐则非养生所宜。

（2）欣赏音乐要根据不同时间、场合有针对性地选择乐曲。例如：进餐时，听轻松活泼的乐曲较为适宜，有促进消化吸收的作用；临睡前，听缓慢悠扬的乐曲，有利于入睡；工作间隙休息时，听欢乐、明快的乐曲，有利于解除疲劳等。

（3）要结合个人的体质选择曲目。如老年人、气虚者及心病者宜选择慢节奏的乐曲；年轻人宜选择快节奏的乐曲等。

（4）要根据个人爱好选择曲目。无论是民族乐、西洋乐，还是地方戏曲，都能起到调节情志的作用，应以个人喜好为原则选择乐曲。

（5）音乐设备的选取。最好使用高保真音响播放音乐，在特殊的情况下，也可以利用手机或随身听，但最好不要用耳塞式耳机，而用封闭式耳机，防止声波对耳膜的震荡伤害。

（6）音量要适当。音量的大小以最佳听觉感受为准，但是要注意有助睡眠音乐的音量低于一般音乐，以45分贝以下为宜。在欣赏音乐时，最好离开音响设备2米左右，并且置身于音响的正前方，这样可以比较好地接收音乐声波且左右均衡，对听觉最有利。

（九）通畅二便

人活于世，有两件事情是必不可少的，一是吃喝，二是与之对应的排泄。“病从口入”，大家都清楚饮食与健康的密切联系。然，有多少人能意识到身体的健康与排泄同样关系密切呢？从生物学角度讲，大小便是排出废物的过程，也是保持体液稳定的过程。维持正常的生命活动需要排泄，否则将破坏内环境的稳定，甚至有人提出“上厕所的习惯决定健康”的观点。

饮食睡眠不规律，容易引起二便失常。因此，日常要多补充水分，增加水果及蔬菜等粗纤维的摄入，以免造成便秘等。也可用竹叶、西瓜皮煎水代茶饮，可通利小便，减少泌尿系感染及结石的形成。

十四、了解中医体质的收获

（一）未病先防

如果你对自己身体状况毫无认识，就不可能采取得当的措施调理，预防疾病的发生。每当身体不舒服时，我们头脑中的第一个念头是寻求医生和医院的专业帮助。殊不知长期以来我们对身体表达全息反应的无知，是造成机体功能失常、疾病延治的重要原因。尽管“体质”一词在清代的医籍中才明确出现，但是其核心思想在历代医籍中均有论述。《灵枢·通天》就认为：“古之善用针艾者，视人五态（五种体质）乃治之，盛者泻之，虚者补之。”了解自己的体质就可以有的放矢地调整生活方式，未病先防。

（二）学会调养身体

体质不同，调养的方法也不同。了解了体质的相关知识就会有针对性地进行身体调养。中医有“因人制宜”法则，就是指不同的体质使人有着不同的日常行为和面对疾病时不同的应对反应。这种个体差异也决定着调养方法和治疗方法的不同。《备急千金要方·论治病略例》曰：“凡用药皆随土地所宜，江南岭表，其地暑湿，其人肌肤薄脆，腠理开疏，用药轻省。关中河北，土地刚燥，其人皮肤坚硬，腠理闭塞，用药重复。”调养和治病都应根据体质状况选用不同的措施。如果我们把身体当作最亲密的人来护，在意“她”的表达，了解“她”的变化，知道“她”的主导特征（中医体质），就能轻松地躲开疾病陷阱。因此，中医体质体现着因人制宜的诊疗方法，是以人为本的体现。

（三）学会心理养生

中医的体质不仅包括形体，也包括人的精神情志。体质不同，调理心情的方法也不同。开药治病是医生的事，学会与自己的身体沟通并听懂“她”的倾诉，进而科学地调节，保持平和的体质则是我们自己的事。

参考文献

[1] 李雨丝，申柱浩，李雅楠，等. 阳虚体质畏寒机制现代研究[J]. 天津中医药，2019，36（9）：839-842.

[2] 王琦. 中医体质学说研究现状与展望[J]. 中国中医基础医学杂志，2002（2）：6-15.

[3] 陈家旭. 体质因素在中医诊断中的意义[J]. 甘肃中医学院学报，1996，3（1）：1.

[4] 徐敏，任宇航. 浅析痰湿体质与肥胖型 PCOS 相关性[J]. 山西中医，2017，33（6）：3-11.

[5] 潘丽萍. 多囊卵巢综合征的中医体质辨识及证候的相关研究[D]. 广州中医药大学，2012.

[6] 王薇，侯丽辉. 调体治未病预防青春期多囊卵巢综合征[J]. 天津中医药，2010，27（1）：87-88.

[7] 罗广波，唐爱华，周燕，等. 不同体质的糖调节受损患者与胰岛素抵抗相关性研究[J]. 新中医，2008，40（9）：44-45.

[8] 陈秀娟，刘芳，张燕. 多囊卵巢综合征临床特征分析[J]. 内蒙古医学院学报，2009，31（6）：560-562.

[9] 王晓冰，侯丽辉，吴效科. 痰浊与多囊卵巢综合征胰岛素抵抗的关系研究[J]. 中国中医基础医学杂志，2008，14（2）：

122−124.

[10] 王琦.痰湿体质系列研究及在代谢性慢病防控中的应用[J].天津中医药，2020，37（1）：4−8.

[11] 安玉霞，王晓戎.妇科常见病与中医体质相关性研究概况[J].内蒙古中医药，2020，39（7）：157−159.